PYSZNIE,
ŚWIEŻO,
KOLOROWO,
CZYLI

KOKTAJLE

DLA ZDROWIA I URODY

zwierciadło

KOKTAJLE
DLA ZDROWIA I URODY

Nieustannie dziękuję Maćkowi, który pełni funkcję mojego osobistego tragarza oraz z niesłychaną wytrwałością próbuje wszystkiego, co upłynniam.

Stasiowi, który z olbrzymim zaangażowaniem gotów jest zrobić koktajl ze wszystkiego, a jeżdżąc samochodem, rysuje okładki moich książek.

Dziękuję również wszystkim, którzy ofiarnie próbowali moich napojów (bo każdy koktajl spróbowała przynajmniej jedna osoba poza mną). Mamie i Tacie, Adamowi, dwóm Basiom, Inez, Justynie, Markowi, Matysi oraz Uli. Dziękuję też Jackowi za wsparcie i poparcie.

Mariannie po raz kolejny dziękuję za blender, którego wciąż nie oddałam, oraz niezmiennie Magdzie za pomysł i nadanie duszy książkom.

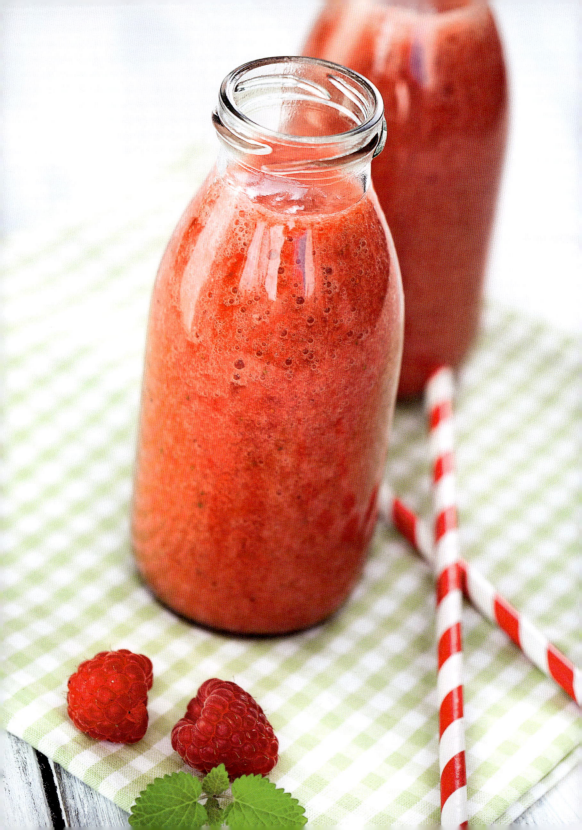

SPIS TREŚCI

NAWILŻENIE

19 • Intrygujące orzeźwienie
20 • Ogórkowe lato
23 • Po drugiej stronie tęczy
24 • Sezon na szparagi
27 • Syrop z kwiatów czarnego bzu
28 • Wypij melona
31 • Arbuz wpadł w pokrzywy
32 • Ogórkiada

SMUKŁA SYLWETKA

41 • Skwaszony szpinak
42 • Rześkie korzenie
45 • Słodka samba
46 • Kisiel Stasia
49 • Karminowy ślad
50 • Uczta w jurcie
53 • Zdrowa mamba

POBUDKA

63 • Rzymska energia
64 • Zielony uśmiech
67 • Odpalacz
68 • Roszponkoktajl
71 • Zielona mate
72 • Do wyboru, do koloru
75 • Od wschodu do zachodu

ODKWASZENIE

83 • To nie jest zupa!
84 • Drink z modrej kapusty
87 • Koktajl godny króla
88 • Jarmuż w sadzie
91 • Słodko-kwaśno
92 • Ciasto marchewkowe
95 • Siłacz

RELAKS

103 • Zaczarowana fasola
104 • Ach, jak wspaniale
107 • Pół-główka
108 • Pomaluj świat na żółto i zielono
111 • Gruszka w porzeczkach
112 • Skrzypiące owoce
115 • Sałatka grecka

PAMIĘĆ

123 • Bystre oko
124 • Szósty zmysł
127 • Pamięć absolutna
128 • Wytrawna uczta
131 • Na jagody
132 • Ostra Justyna
135 • Miło pić miłorząb

MOCNE KOŚCI

143 • Kokosmiczna odyseja
144 • Osteoprzyjemność
147 • Zielone mleko
148 • Napój Popeye'a
151 • Skrzyp na skrzypiące kości
152 • Szarlotka
153 • Ko-ko-tajl

ZDROWA KREW

163 • Botwinka wpuszczona w maliny
164 • Pietruszka-babuszka
167 • Młoda pokrzywa
168 • Kwasss foliowy
169 • Buraczkowa krew
170 • Tu wcale nie ma ogórka
173 • Burak grejpfrutową porą

SPIS TREŚCI

POTĘGA MIŁOŚCI
181 • Skradziony arbuziak
182 • Zielono nam
185 • Pokrzywa żywa
186 • Dirty dancing
189 • Wśród dzikich róż
190 • Señorita w pomarańczach
193 • Szafranowe love

WYŻSZY POZIOM WTAJEMNICZENIA – KOKTAJLE Z SUPERFOODS
201 • Zdrowy jak miód
204 • Jabłko na sośnie
207 • Lemoniada z pędów sosny
208 • Lecznicza słodycz
211 • Jak kokos z konopi
212 • Morwa nać!
215 • Czyste morze
216 • Śniadanie Stasia

KOKTAJLE NA CIEPŁO – ZUPY KREMY
225 • A to seler!
226 • Pieczarka inaczej
229 • Księżniczka na ziarnku groszku
230 • Zupa na koniec lata
233 • Chrzanić to!
234 • Bobokrem

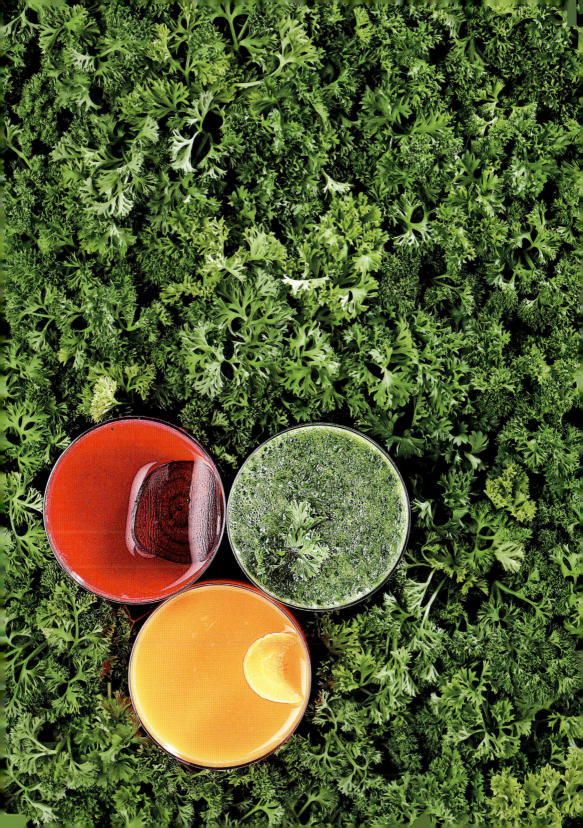

WSTĘP

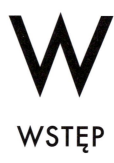

WSTĘP

Pół roku temu ukazała się książka „Koktajle dla zdrowia i urody, czyli jak zamieszać w swoim życiu".
Liczba historii o tym, jak zamieszała ona w kuchniach moich czytelników, jest dla mnie sporym i miłym zaskoczeniem. Mój znajomy, któremu podarowałam książkę, po tygodniu poprosił mnie o trzy następne dla swoich przyjaciółek, po kolejnym o następne trzy dla ich rodziców, a później dla gosposi, rodziców gosposi i ich sąsiadów. Inny znajomy zdębiał podczas odwiedzin u dawno niewidzianego kolegi i zamarł na widok dużej ilości warzyw, które ten kilogramami (albo raczej litrami) wypija w koktajlach przygotowywanych na podstawie moich przepisów.
Kilka razy spotykałam się z Państwem, przygotowując koktajle. Uwielbiam moment, gdy proponuję któryś osobie, która odmawia, mówiąc, że nie lubi jednego ze składników. Ale w końcu daje się namówić na mały łyk i… Okazuje się, że słowa zachwytu są prawdziwe, a nie podyktowane kokieterią. I oczywiście pada pytanie o przepis.

WSTĘP

Zdaję sobie sprawę, że nie odkrywam Ameryki. Wiem jednak, że godziny, które spędziłam na wypróbowywaniu nowych połączeń warzywno-owocowo-ziołowych, są dla wielu osób pierwszym krokiem do zdrowego życia. Daje mi to ogromną radość. A w związku z wielkim zainteresowaniem pierwszą częścią książki i moim zamiłowaniem do miksowania i wyciskania soków powstała część druga. Mam nadzieję, że dostarczy ona Wam kolejnych inspiracji i kulinarnych niespodzianek.

Misją, którą obrałam sobie jako dietetyk, jest zdrowe karmienie całej rodziny, pokazywanie, że smak może iść w parze z wartością odżywczą i jakością dań. Koktajle wspaniale tego dowodzą, bo z doświadczenia wiem, że są świetnym sposobem na przemycenie warzyw do menu dzieci oraz niektórych dorosłych. Dzięki temu, że łatwo je przygotować i zabrać ze sobą, mogą zastąpić nam jeden posiłek w ciągu dnia lub stanowić jego część. Ich przygotowanie nie jest też czasochłonne, a narzekania na brak czasu na przygotowywanie posiłków słyszę bardzo często.

A zatem – miłego miksowania, wyciskania i smakowania!

Jak stosować tygodniowe kuracje? To bardzo proste. W każdym rozdziale znajdziesz przepisy na siedem koktajli. Codziennie pij jeden z nich.

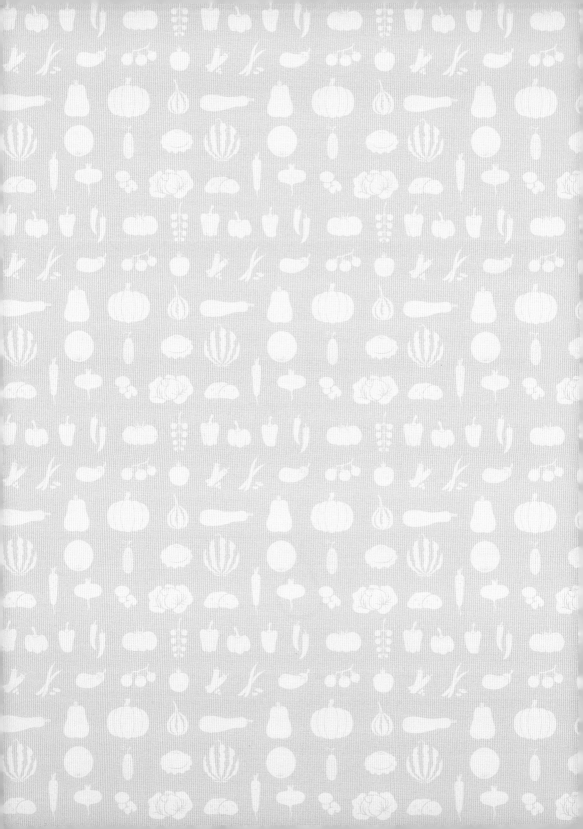

NAWILŻENIE

◇◇◇

NAWILŻENIE

U moich pacjentów nieustannie obserwuję niedobór wody w organizmie. Tracimy ją latem podczas upałów, ale to nie wszystko – „wysychamy" także w klimatyzowanych i ogrzewanych pomieszczeniach. Co więcej, odwadniają nas napoje zawierające kofeinę, a więc kawa, herbata oraz alkohol.

Fizjologowie zaobserwowali zjawisko, polegające na tym, że nasz organizm nie jest w stanie odczytać prawidłowo niedoboru wody, który odczuwa, i często wydaje się nam, że jesteśmy głodni, a nie spragnieni. Zjedzenie posiłku nie uzupełnia niedoborów wody, a więc nie przynosi ulgi, wręcz przeciwnie, nasila nieprzyjemne odczucia.

Nie należy zapominać, że duża ilość płynów – wody i naturalnych świeżych soków – pomoże nam oczyścić organizm, poprawi wygląd skóry (osoby, które mało piją, mają więcej zmarszczek!), a także ułatwi funkcjonowanie układu krążenia, ponieważ sercu jest dużo trudniej pompować gęstą krew. W efekcie nasz mózg będzie lepiej odżywiony, a my – bardziej błyskotliwi.

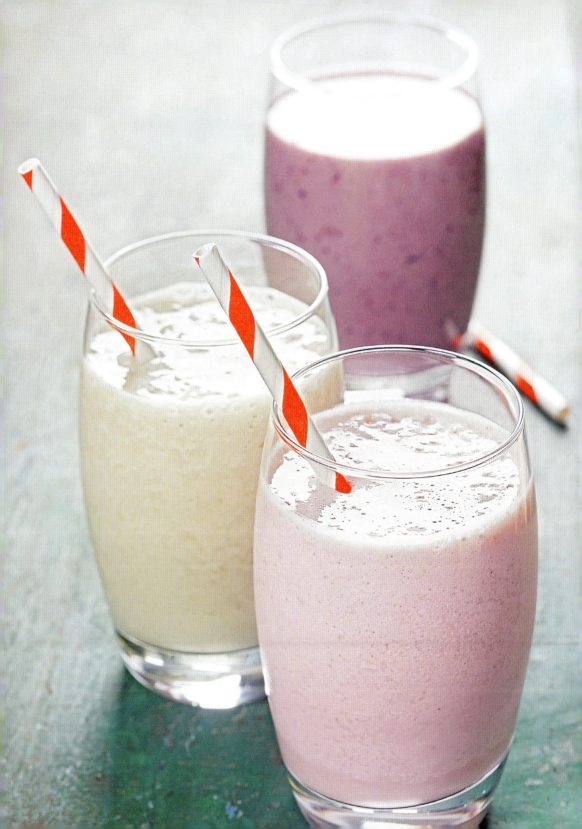

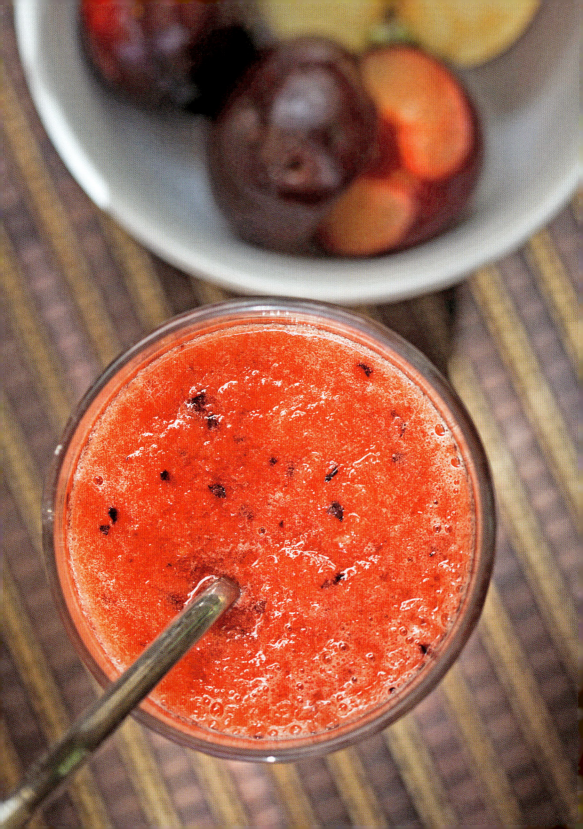

NAWILŻENIE

INTRYGUJĄCE ORZEŹWIENIE

2 ŁODYGI RABARBARU
2 ŚLIWKI
1 JABŁKO
½ SZKLANKI WODY

Rabarbar, śliwki i jabłko wyciskamy w wyciskarce do soków lub sokowirówce. Dodajemy wodę i dokładnie mieszamy.

RABARBAR
wykazuje się silnymi cechami przeciwzapalnymi i odkażającymi, dlatego przynosi wspaniałe rezultaty w leczeniu trądziku i chorób skóry.

NAWILŻENIE

OGÓRKOWE LATO

1 GREJPFRUT
1 OGÓREK ZIELONY
½ GRUSZKI
½ SZKLANKI WODY

Grejpfrut, ogórek i gruszkę wyciskamy
w wyciskarce do soków, sokowirówce lub miksujemy.
Dodajemy wodę i dokładnie mieszamy.

OGÓREK

należy do najpopularniejszych naturalnych kosmetyków
o właściwościach oczyszczających i nawilżających. Stosowany
w diecie wykazuje podobne działanie – nawadnia nasze ciało
i przyspiesza gojenie ewentualnych wyprysków na skórze.

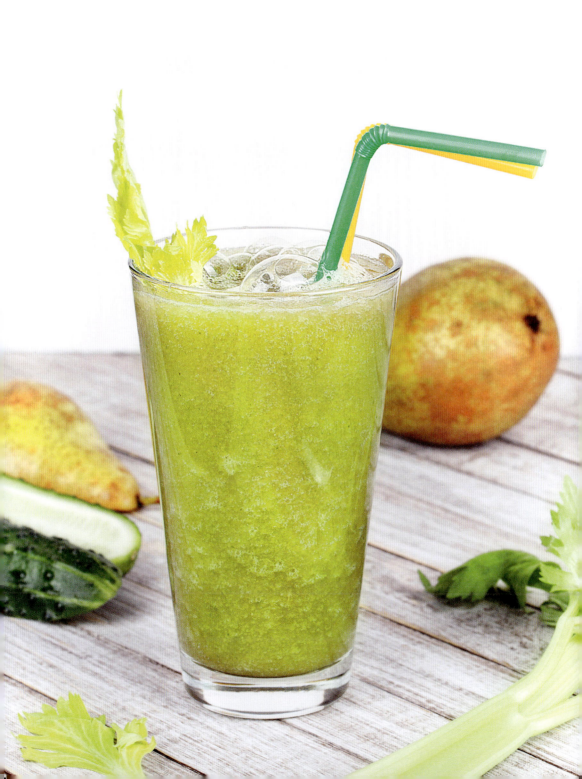

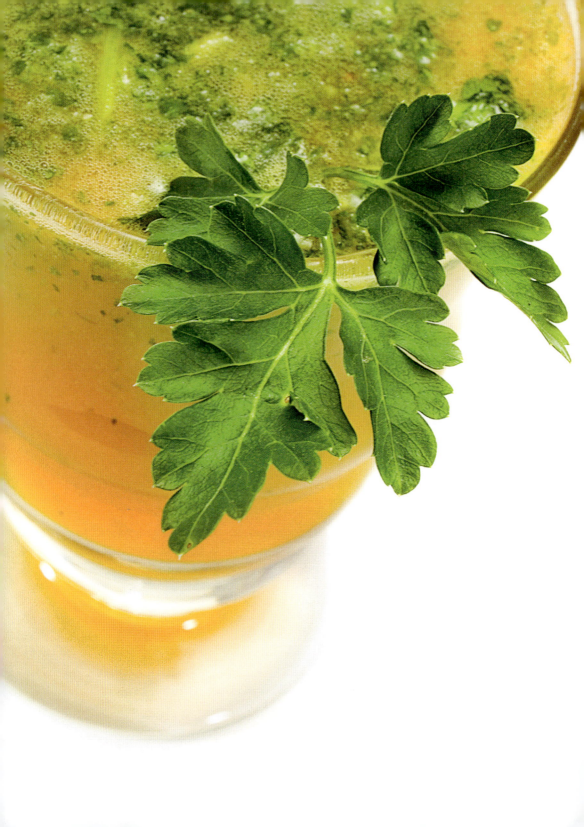

NAWILŻENIE

PO DRUGIEJ STRONIE TĘCZY

1 GARŚĆ ROSZPONKI
1 POMARAŃCZA
⅓ ANANASA
½ SZKLANKI WODY

Roszponkę, pomarańczę i ananas miksujemy.
Dodajemy wodę i dokładnie mieszamy.

ANANAS,
a właściwie zawarta w nim bromelaina, działa przeciwobrzękowo.
Oznacza to, że wodę znajdującą się w organizmie przekierowuje
z przestrzeni międzykomórkowych, gdzie tworzy wysięki i nieprzyjemne
obrzmienia, do wnętrza komórek, w których powinna się ona znajdować
i dzięki której utrzymują one odpowiedni poziom nawilżenia.

NAWILŻENIE

SEZON NA SZPARAGI

5 BIAŁYCH SZPARAGÓW
1 SZKLANKA TRUSKAWEK
1 ŁYŻKA SYROPU Z KWIATÓW CZARNEGO BZU
(PRZEPIS NA STRONIE 27)

Szparagi wyciskamy w wyciskarce do soków lub sokowirówce. Sok miksujemy z truskawkami. Dodajemy syrop z kwiatów czarnego bzu i dokładnie mieszamy.

SYROP Z CZARNEGO BZU
ma działanie wzmacniające, hamuje rozwój infekcji. Czarny bez chroni błony śluzowe, które w czasie upałów i przesuszenia są szczególnie narażone na wystąpienie wielu chorób.

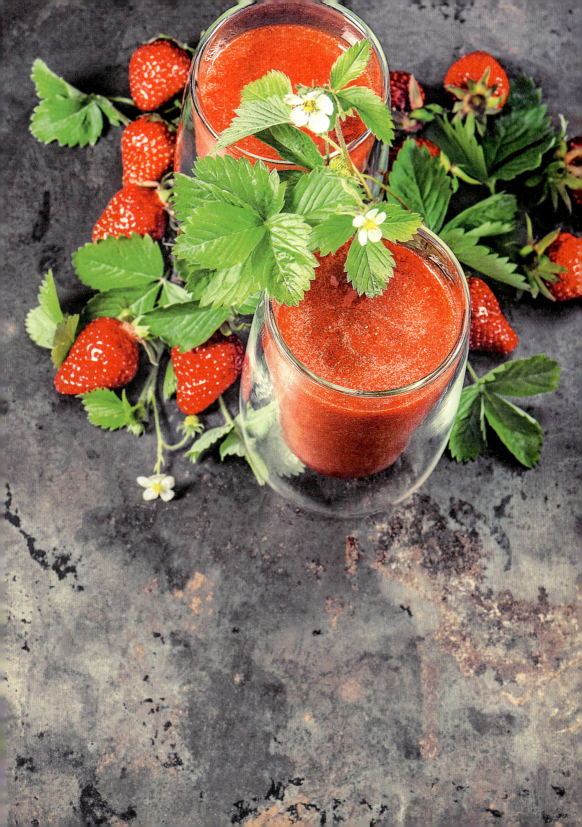

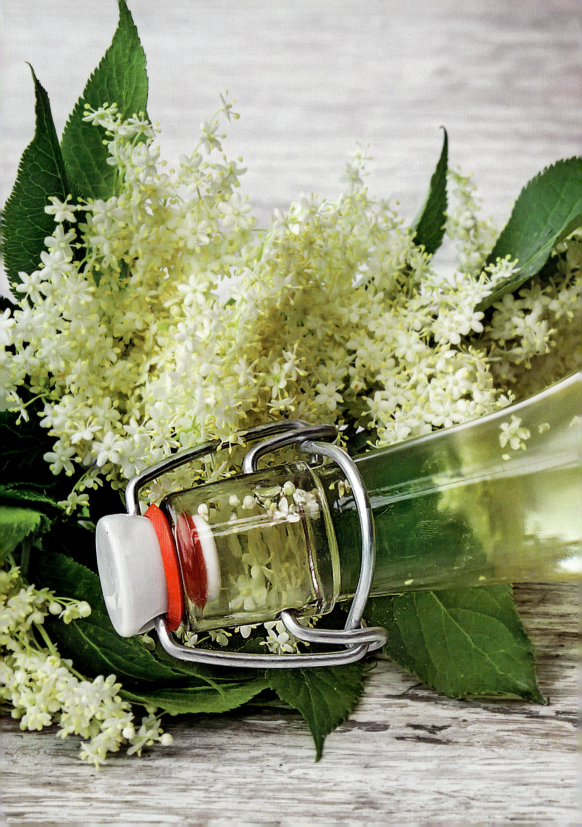

NAWILŻENIE

SYROP Z KWIATÓW CZARNEGO BZU

20-30 BALDACHIMÓW KWIATÓW CZARNEGO BZU
500-600 G CUKRU
1 L WODY
SOK Z 2-3 CYTRYN

Kwiaty myjemy – najlepiej włożyć je na jakiś czas do miski z wodą – oddzielamy od łodyżek, zalewamy wrzątkiem (1 l) i odstawiamy na dobę lub dwie. Po upływie tego czasu odcedzamy płyn (należy pamiętać o dobrym odciśnięciu kwiatów!), dodajemy do niego cukier i sok z cytryn i podgrzewamy na małym ogniu, nie doprowadzając do wrzenia. Gorący sok przelewamy do wyparzonych słoiczków (najlepiej małych) i odwracamy je do góry dnem do czasu, gdy wystygną.

NAWILŻENIE

WYPIJ MELONA

1 GREJPFRUT
⅓ MELONA
½ SZKLANKI WODY

Grejpfrut (pozbawiony białych błonek) i melon miksujemy. Dodajemy wodę i dokładnie mieszamy.

MELON
szybko gasi pragnienie, jest bogatym źródłem przeciwutleniaczy oraz wielu witamin:
B1, B2, B6, PP, C, E oraz A.

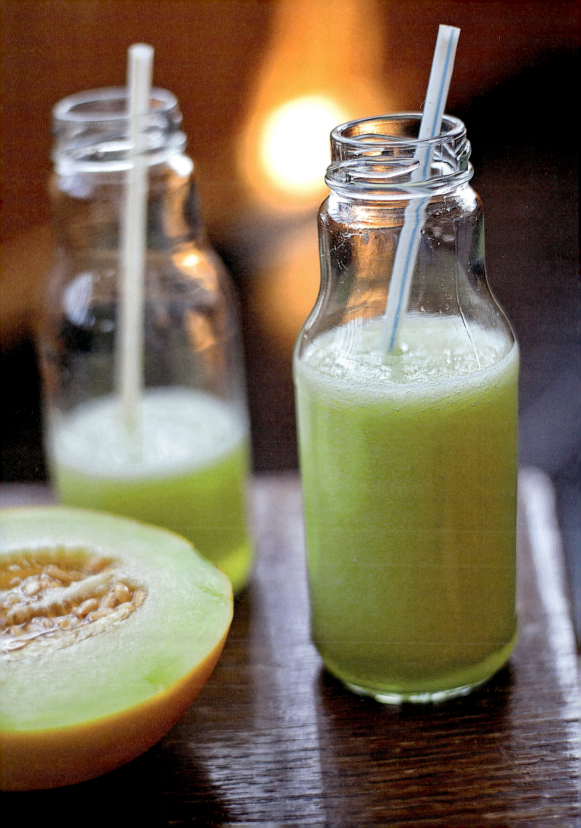

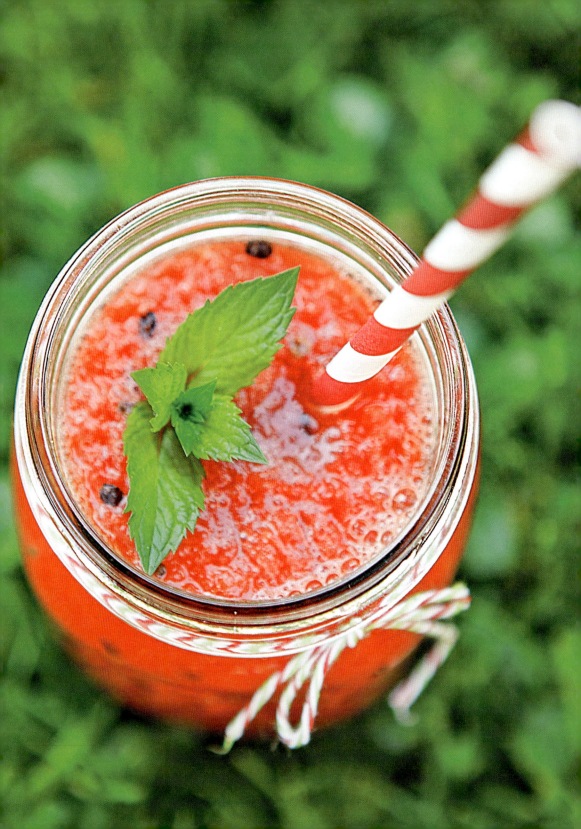

NAWILŻENIE

ARBUZ
WPADŁ W POKRZYWY

1 GARŚĆ LIŚCI POKRZYW
1 JABŁKO
1 FILIŻANKA POKROJONEGO W KOSTKĘ ARBUZA

Pokrzywę, jabłko i arbuz
miksujemy.

ARBUZ,
który w 99% składa się z wody, ma niespotykane
właściwości nawadniające. Jego skład pomaga obniżyć
temperaturę ciała, a zawarte w nim cukier i potas
ułatwiają regenerację organizmu podczas upałów.

NAWILŻENIE

OGÓRKIADA

1 OGÓREK ZIELONY
⅓ ANANASA
½ SZKLANKI WODY KOKOSOWEJ

Ogórek i ananas wyciskamy w wyciskarce do soków lub sokowirówce. Dodajemy wodę kokosową i dokładnie mieszamy.

WODA KOKOSOWA
reguluje metabolizm i gospodarkę wodną organizmu, dostarczając wszystkich niezbędnych mikroelementów przy minimalnej zawartości kalorii.

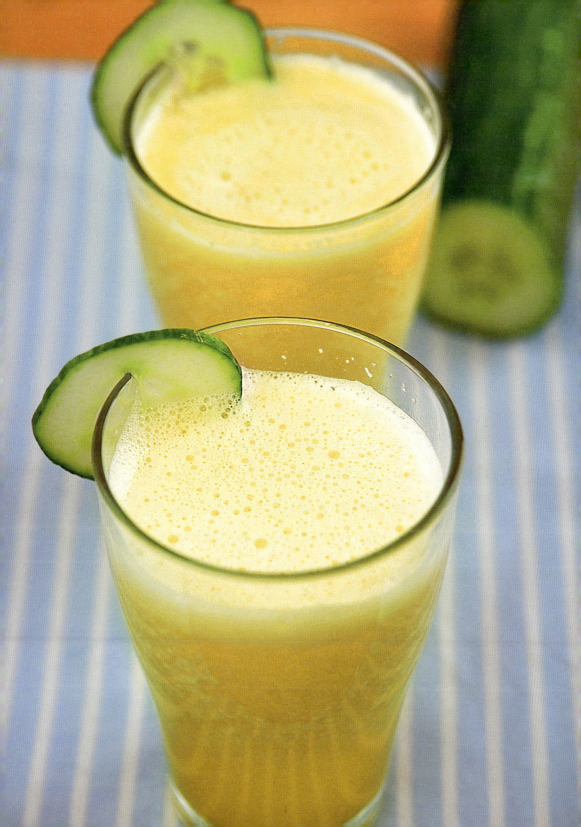

NAWILŻENIE

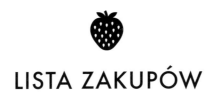

LISTA ZAKUPÓW

500–600 G CUKRU
20–30 BALDACHIMÓW KWIATÓW CZARNEGO BZU
5 BIAŁYCH SZPARAGÓW
2–3 CYTRYNY
2 ŁODYGI RABARBARU
2 OGÓRKI ZIELONE
2 ŚLIWKI
2 JABŁKA
2 GREJPFRUTY
1 GARŚĆ ROSZPONKI
1 SZKLANKA TRUSKAWEK
1 POMARAŃCZA
1 GARŚĆ LIŚCI POKRZYW
1 FILIŻANKA POKROJONEGO W KOSTKĘ ARBUZA
⅔ ANANASA
½ GRUSZKI
½ SZKLANKI WODY KOKOSOWEJ
⅓ MELONA

SMUKŁA SYLWETKA

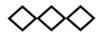

S
SMUKŁA SYLWETKA

Każdy marzy o pięknej sylwetce bez wyrzeczeń i starań. Powiem szczerze i bez ogródek – takiej możliwości w zasadzie nie ma :) Musimy dbać o to, co i jak jemy, nie zapominać o aktywności fizycznej – zarówno ze względu na utrzymanie wymarzonej figury, jak i zdrowie. Możemy jednak pomagać sobie i intensyfikować swoje starania, wybierając produkty charakteryzujące się odpowiednimi właściwościami.

Pamiętajmy jednak, że wszystko, co zjadamy, staje się składnikiem naszego ciała. Jedząc nieprawidłowo, sami siebie zaśmiecamy. Jeżeli nasza dieta będzie jak najbardziej naturalna, tym lepiej dla nas i dla naszej figury – niektórzy uważają, że duża ilość konserwantów utrudnia spalanie tkanki tłuszczowej.

WYZWANIE – jeżeli chcesz schudnąć, to zastanów się, co sprawia Ci największy problem, w jakie dietetyczne pułapki wpadasz i co chcesz zmienić. Następnie rozpocznij dietę w najbliższą niedzielę. Właśnie tak! W sobotę zrób zakupy i przygotuj się, a już w niedzielę jedz zdrowo. Od poniedziałku rób jedną rzecz, która ma poprawić Twoją sylwetkę, np. zrezygnuj ze słodkiego napoju na rzecz wody. We wtorek wybierz się na półgodzinny trucht. W środę zadbaj o pełnowartościowe śniadanie. W czwartek wsiądź na rower albo wybierz inną aktywność fizyczną. W piątek nie jedz nic słodkiego, w sobotę – z radości, jak wspaniale wyglądał Twój tydzień – poświęcisz godzinę na trening i zrobisz zdrowe zakupy. Właśnie w ten sposób zmienisz swoje życie.

Podczas odchudzania niezwykle pomocna jest zielona kawa. Dzieje się tak dzięki zawartemu w niej kwasowi chlorogenowemu (CGA), który odpowiada za obniżenie wchłaniania cukru z przewodu pokarmowego (wtedy nasze ciało musi korzystać z rezerw i szybciej chudniemy). Z badań wynika, że zielona mielona kawa cafecreator zawiera 60 000 mg/kg polifenoli (przeciwutleniaczy, głównie CGA), podczas gdy słynące z nich jagody mają ich tylko 2000 mg/kg, a kawa czarna palona – jedynie 500 mg/kg.
Pij filiżankę zielonej niepalonej kawy dziennie.

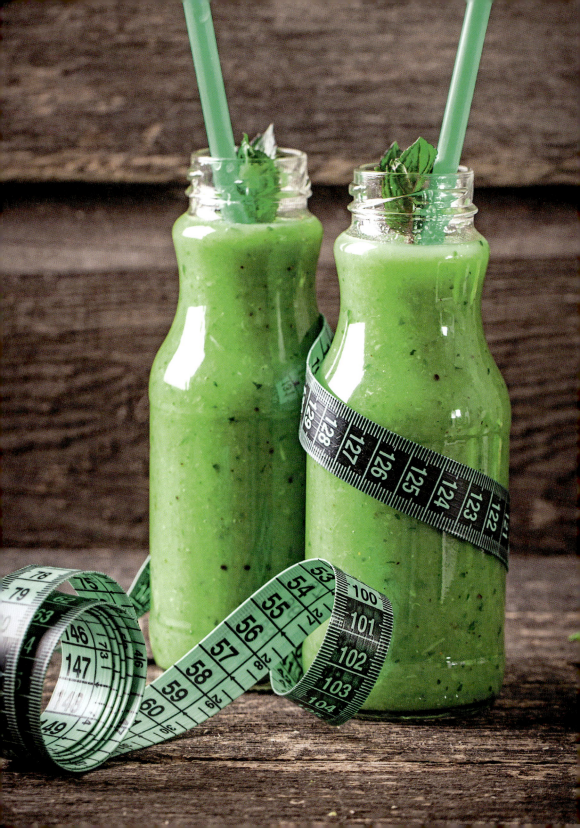

SMUKŁA SYLWETKA

SKWASZONY SZPINAK

1 GARŚĆ SZPINAKU
1 NEKTARYNKA
1 POMARAŃCZA
1 ŁODYGA RABARBARU

Rabarbar, pomarańczę, nektarynkę i szpinak wyciskamy w wyciskarce do soków lub sokowirówce.

RABARBAR
jest niskokaloryczną rośliną polecaną osobom, które się odchudzają. Charakteryzuje się działaniem przeczyszczającym. Zawarta w nim rapontycyna wykazuje działanie podobne do estrogenu, dlatego szczególnie dobrze działa na kobiety w okresie menopauzy.

SMUKŁA SYLWETKA

RZEŚKIE KORZENIE

1 CZERWONY GREJPFRUT
1 MARCHEWKA
1 MAŁY BURAK
1 MAŁA PIETRUSZKA

Grejpfrut, marchewkę, burak i pietruszkę wyciskamy w wyciskarce do soków lub sokowirówce.

Substancje zawarte w **CZERWONYM GREJPFRUCIE** pomagają w walce z cukrzycą oraz wysokim poziomem cholesterolu, a także utrudniają odkładanie się tkanki tłuszczowej.

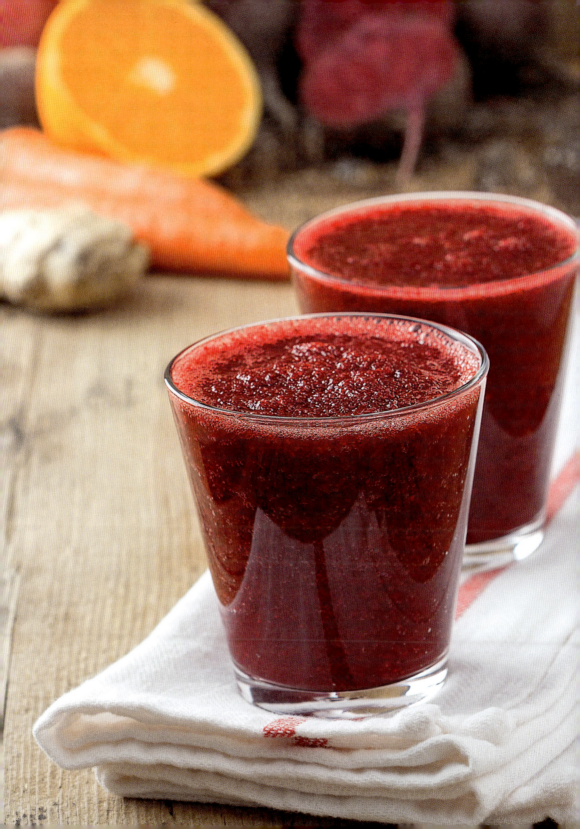

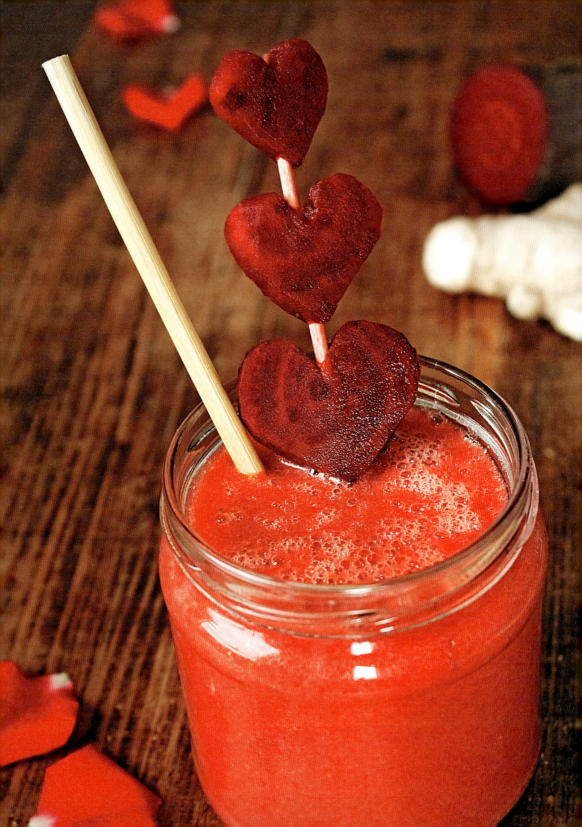

SŁODKA SAMBA

1 BURAK
⅓ ANANASA
½ SZKLANKI NAPARU Z ZIELONEJ KAWY

Burak i ananas wyciskamy w wyciskarce do soków lub sokowirówce. 2 łyżeczki zielonej kawy zaparzamy w ½ szklanki wrzątku. Do soku dodajemy napar z zielonej kawy i dokładnie mieszamy.

ANANAS
przyspiesza pracę jelit i wspomaga trawienie. Zawiera bromelainę, czyli enzym trawiący białka, i biotynę, która wspomaga trawienie węglowodanów. Dotyczy to jednak tylko świeżych owoców!

KISIEL STASIA

1 GRUSZKA
1 GARŚĆ MALIN
2 ŁYŻKI SIEMIENIA LNIANEGO
KILKA KROPLI OLEJKU WANILIOWEGO
1 SZKLANKA WODY

Siemię lniane zalewamy szklanką wody o temperaturze około 70°C i pozostawiamy do przestudzenia. Następnie miksujemy je z gruszką, malinami i olejkiem waniliowym.

W NASIONACH LNU

jest prawie 30% błonnika rozpuszczalnego w wodzie, co sprawia, że ich spożycie zapewnia długotrwałe uczucie sytości. Dodatkowo len jest wyjątkowo lubiany przez naszą mikroflorę jelitową, dzięki niemu poprawi się więc praca przewodu pokarmowego. Musimy jednak pamiętać, że siemię lniane zawiera dużą ilość tłuszczu, dlatego warto ograniczyć się do jedzenia 2 łyżek nasion dziennie.

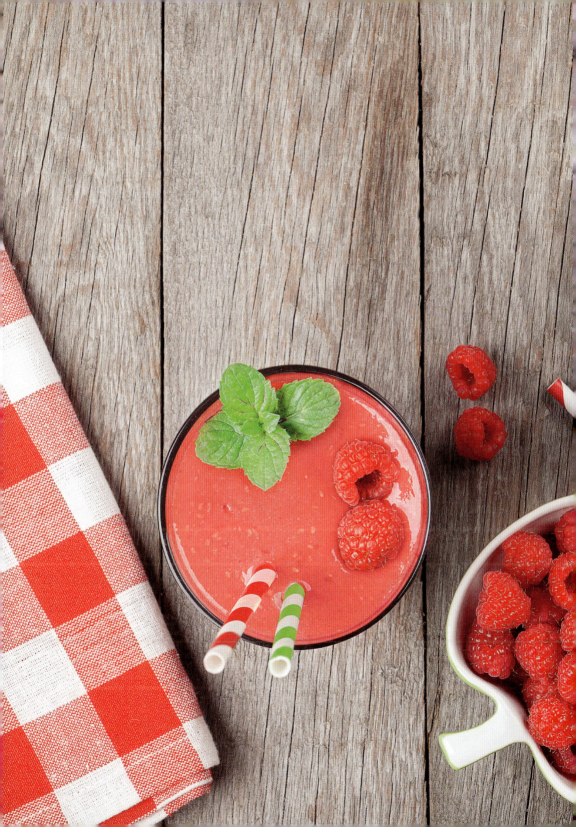

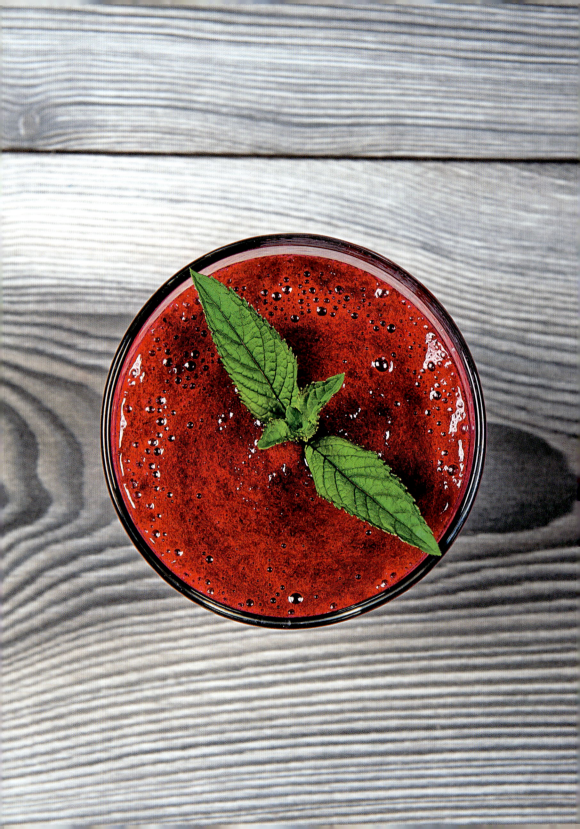

KARMINOWY ŚLAD

1 BURAK
1 CZERWONA PAPRYKA
1 JABŁKO
1 POMARAŃCZA
1 FILIŻANKA NAPARU ROOIBOS

Dwie łyżeczki rooibos zaparzamy w filiżance wrzątku, a następnie studzimy. Burak, paprykę, jabłko i pomarańczę wyciskamy w wyciskarce do soków lub sokowirówce. Następnie dokładnie mieszamy sok z naparem rooibos.

NAPAR Z ROOIBOS

nie zawiera kofeiny, dlatego może być pity nawet przez dzieci i kobiety w ciąży. Jest źródłem wielu antyoksydantów i flawonoidów, przeciwdziała więc szkodliwemu działaniu wolnych rodników i mutagennych procesów komórkowych.

UCZTA
W JURCIE

2 ŁODYGI SELERA NACIOWEGO
1 JABŁKO
1 GARŚĆ SZPINAKU
¼ ANANASA
KAWAŁEK IMBIRU (1 CM)
1 FILIŻANKA NAPARU Z ZIELONEJ HERBATY

Zaparzamy łyżeczkę zielonej herbaty w filiżance wody o temperaturze ok. 80°C. Łodygi selera naciowego, jabłko, szpinak, ananas i imbir miksujemy. Sok dokładnie mieszamy z przestudzonym naparem z zielonej herbaty.

ZIELONA HERBATA
wspomaga odchudzanie, przyspiesza metabolizm i usuwa zbędne produkty przemiany materii.

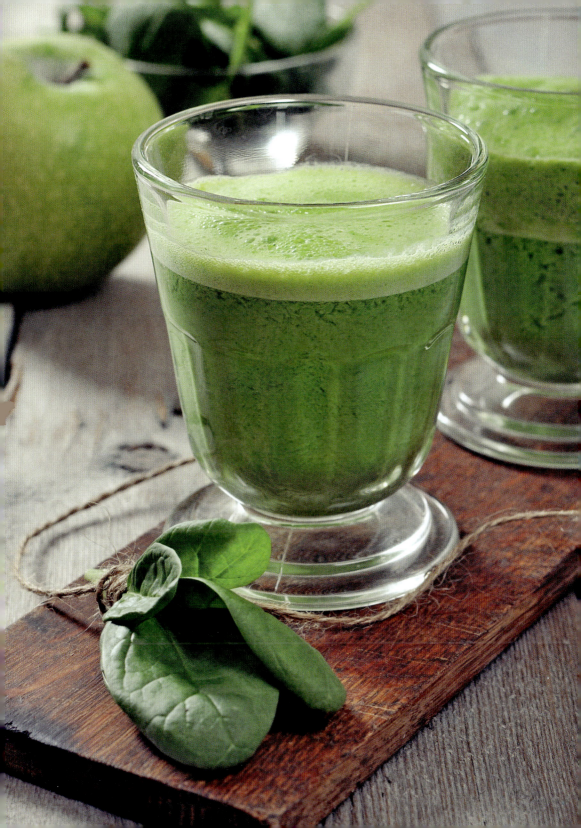

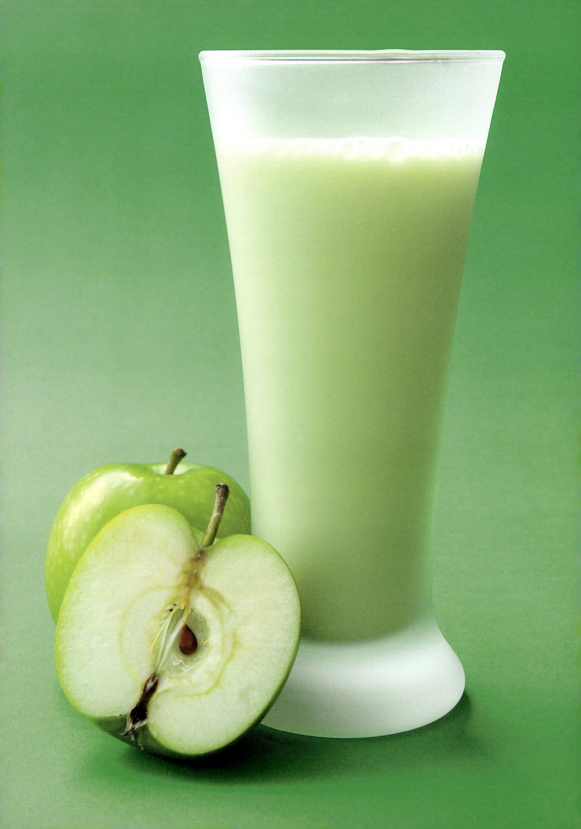

ZDROWA MAMBA

1 GREJPFRUT
1 JABŁKO
150 ML JOGURTU NATURALNEGO
1 ŁYŻKA ZARODKÓW PSZENNYCH
KILKA KROPLI OLEJKU WANILIOWEGO

Grejpfrut pozbawiamy białych błonek, a następnie dokładnie miksujemy wszystkie składniki.

JOGURT NATURALNY
wpływa ze wszech miar korzystnie na naszą sylwetkę. Z jednej strony chroni mikroflorę w naszych jelitach, ułatwiając trawienie, z drugiej – wspiera proces odchudzania dzięki zawartości zdrowych tłuszczów CLA.

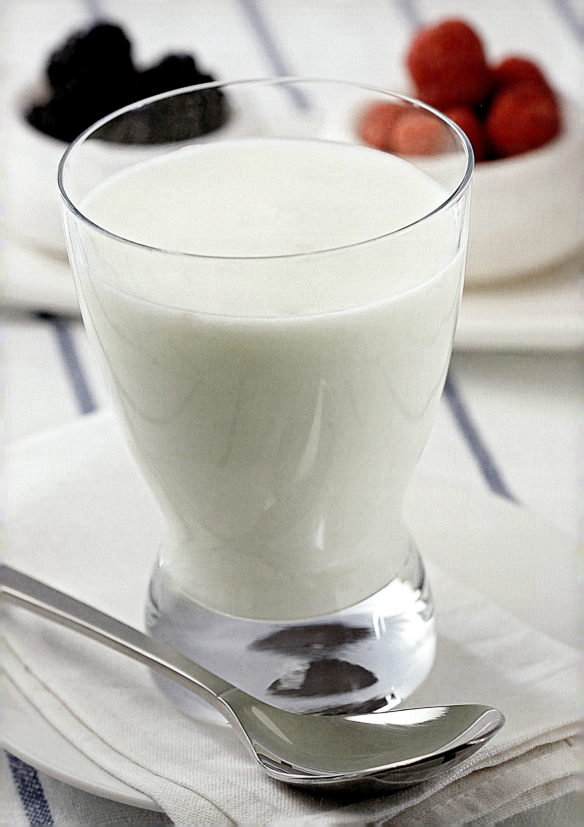

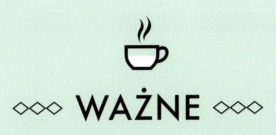

WAŻNE

JAKI JOGURT?
Najlepiej ekologiczny.
Badania pokazują, że zawartość kwasów CLA
w mleku krowim może się znacznie różnić
i najwyższa jest u krów z hodowli ekologicznych.
Kolejna ważna wskazówka – czytaj skład.
Wybierz jogurt, w skład którego wchodzą jedynie mleko
i żywe kultury bakterii. Zupełnie niepotrzebne są:
mleko w proszku, cukier, białka mleka,
śmietanka, pektyny i emulgator.

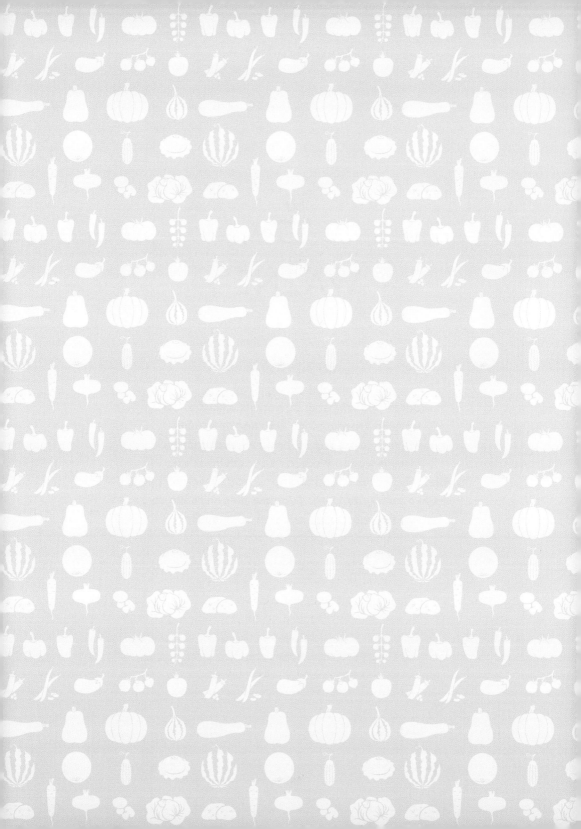

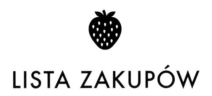

LISTA ZAKUPÓW

3 JABŁKA
2 GARŚCI SZPINAKU
2 ŁODYGI SELERA NACIOWEGO
2 BURAKI, 2 GREJPFRUTY
1 NEKTARYNKA, 1 ANANAS
2 POMARAŃCZE
1 ŁODYGA RABARBARU
1 CZERWONA PAPRYKA
1 MARCHEWKA
1 MAŁY BURAK
1 MAŁA PIETRUSZKA
1 GRUSZKA, 1 GARŚĆ MALIN
150 ML JOGURTU NATURALNEGO
2 ŁYŻKI SIEMIENIA LNIANEGO
1 ŁYŻKA ZARODKÓW PSZENNYCH
2 ŁYŻECZKI ZIELONEJ KAWY
2 ŁYŻECZKI ZIÓŁ ROOIBOS
1 ŁYŻECZKA ZIELONEJ HERBATY
ŚWIEŻY IMBIR (OK. 1 CM)
KILKA KROPLI OLEJKU WANILIOWEGO

POBUDKA

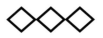

POBUDKA

Gdybym mogła w jakiś magiczny sposób pozbawić siebie konieczności spania, zrobiłabym to bez zastanowienia! Uwielbiam być pełna sił i wigoru. Nie cierpię zimy, gdy marznę i większość energii poświęcam na utrzymanie odpowiedniej temperatury ciała – a przynajmniej takie odnoszę wrażenie. Kawę mogę wypić o każdej porze dnia i nocy, w żaden sposób nie wpływa na moją senność. Chyba że wypiję jej dużo – wtedy odczuwam nieprzyjemne kołatanie serca, podenerwowanie i niezdrowe pobudzenie. Problem braku energii z roślin, wiecznego zmęczenia i niewyspania przestał mnie jednak dotyczyć dzięki koktajlom. O chlorofilu – czyli zielonym barwniku roślin – mówi się, że to płynne światło słoneczne. Co prawda nie wierzę, że można nie jeść i nie pić, a żywić się wyłącznie energią słoneczną, jednak spożywanie tej energii jest jak najbardziej wskazane.
Zdrowe pobudzenie daje nam radość życia, chęć do działania i umożliwia zdrowe i normalne funkcjonowanie. Obudźcie się z koktajlami!

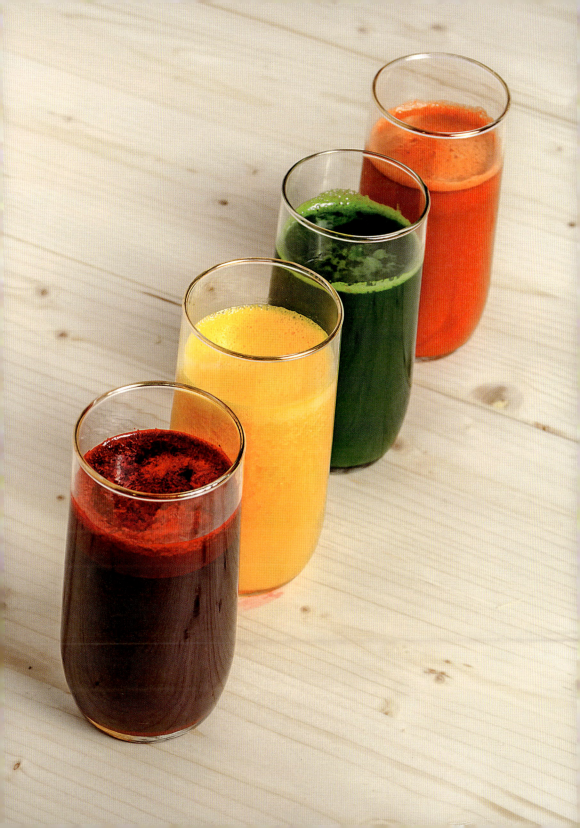

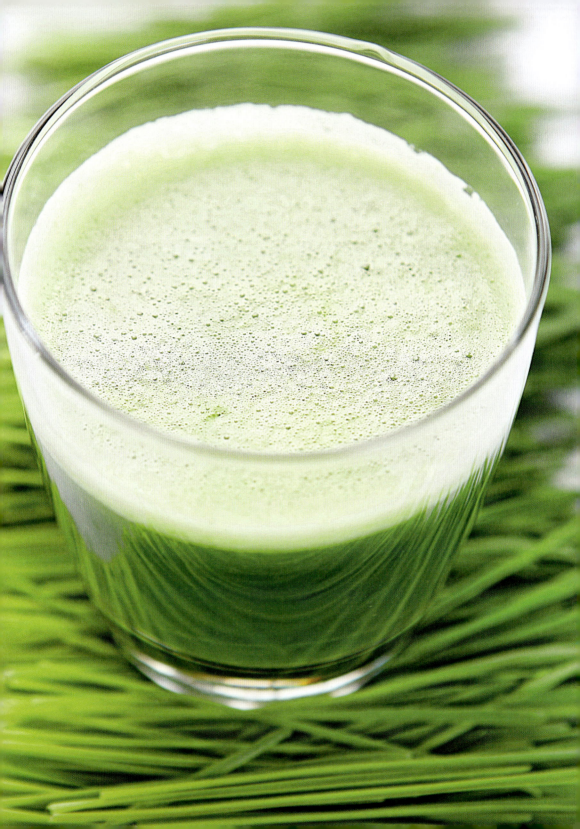

RZYMSKA ENERGIA

4 LIŚCIE SAŁATY RZYMSKIEJ
1 GRUSZKA
½ CYTRYNY
1 FILIŻANKA NAPARU Z ZIELONEJ KAWY

2 łyżeczki zielonej kawy zaparzamy w filiżance wrzątku.
Sałatę rzymską, gruszkę i cytrynę miksujemy.
Dodajemy napar z zielonej kawy i mieszamy.

ZIELONA KAWA
nie została poddana procesowi prażenia, co oznacza,
że ma w sobie taką samą zawartość kofeiny
co kawa czarna, ale jest o wiele zdrowsza.

ZIELONY UŚMIECH

4 LIŚCIE SAŁATY MASŁOWEJ
1 OGÓREK ZIELONY
1 DOJRZAŁA BRZOSKWINIA (JEŻELI OWOC NIE JEST DOJRZAŁY, DODAJEMY JESZCZE ½ BANANA)
1 KIWI
1 ŁYŻECZKA SPIRULINY
SOK Z 1 CYTRYNY

Ogórek, brzoskwinię, kiwi, sałatę, spirulinę (oraz ew. banana) miksujemy. Dolewamy sok z cytryny i mieszamy całość. Blendując koktajle z kiwi, warto wrzucać ten owoc na końcu, zwłaszcza jeśli dysponujemy urządzeniem o dużej mocy. Zmiksowane pesteczki nadają bowiem napojowi gorzki smak.

CHLOROFIL
pobudza komórki do regeneracji i oczyszczania, działa energetyzująco. Zaleca się go w szczególności osobom, które intensywnie pracują i nie mają czasu korzystać z naturalnego światła słonecznego, bo całe dni spędzają w biurach i zamkniętych pomieszczeniach.

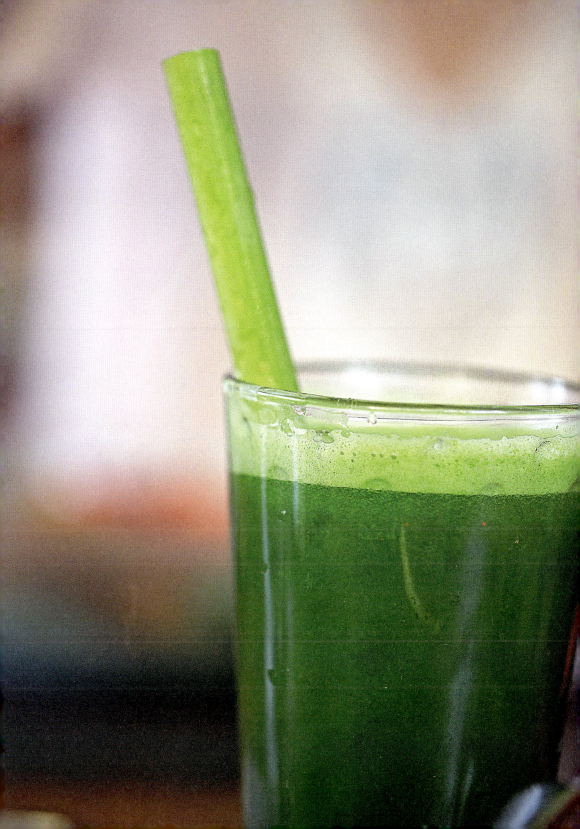

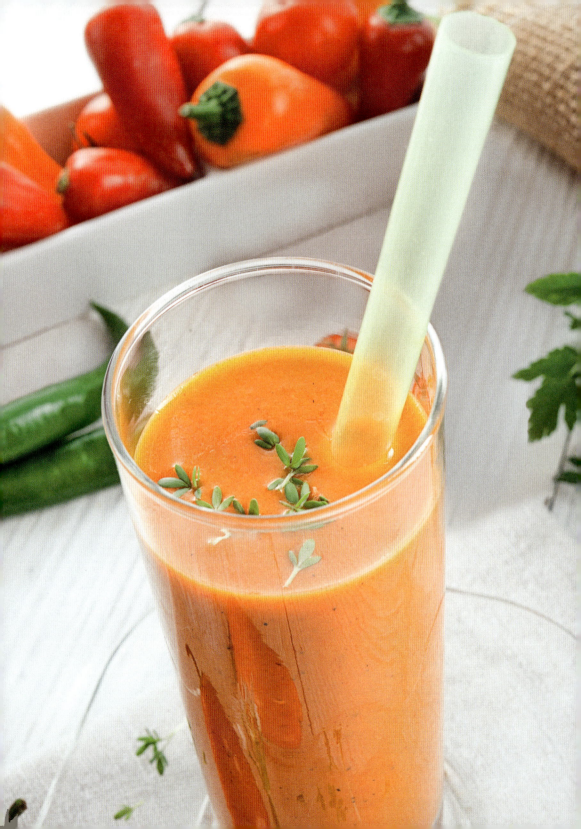

POBUDKA

ODPALACZ

1 POMARAŃCZA
1 JABŁKO
1 CZERWONA PAPRYKA
1 FILIŻANKA LISTKÓW POKRZYWY
1 SZKLANKA WODY

Pomarańczę, jabłko, paprykę
oraz listki pokrzywy miksujemy.
Dodajemy wodę i dokładnie mieszamy.

POKRZYWA
ułatwia pozbywanie się nadmiaru wody z organizmu, przyspiesza pracę nerek, pomagając uniknąć kamicy nerkowej i schorzeń układu moczowego. Sprawnie pracujące nerki są niezbędne do utrzymania prawidłowego ciśnienia krwi i dobrego samopoczucia.

POBUDKA

ROSZPONKOKTAJL

1 GARŚĆ ROSZPONKI
½ BANANA
½ SZKLANKI MALIN
½ SZKLANKI WODY

Roszponkę, banan i maliny miksujemy.
Dodajemy wodę i mieszamy.

ROSZPONKA
ma wszystkie pobudzające właściwości zielonych roślin,
a jej smak jest znacznie łagodniejszy. Ma bardzo dużo
beta-karotenu, witamin C, B_1, B_2 i B_6 oraz żelaza,
potasu, manganu, miedzi, cynku i wapnia.

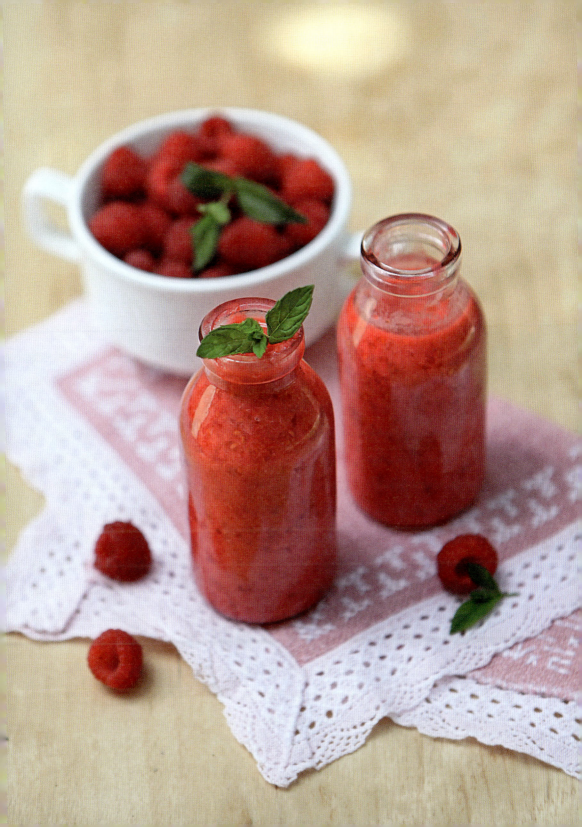

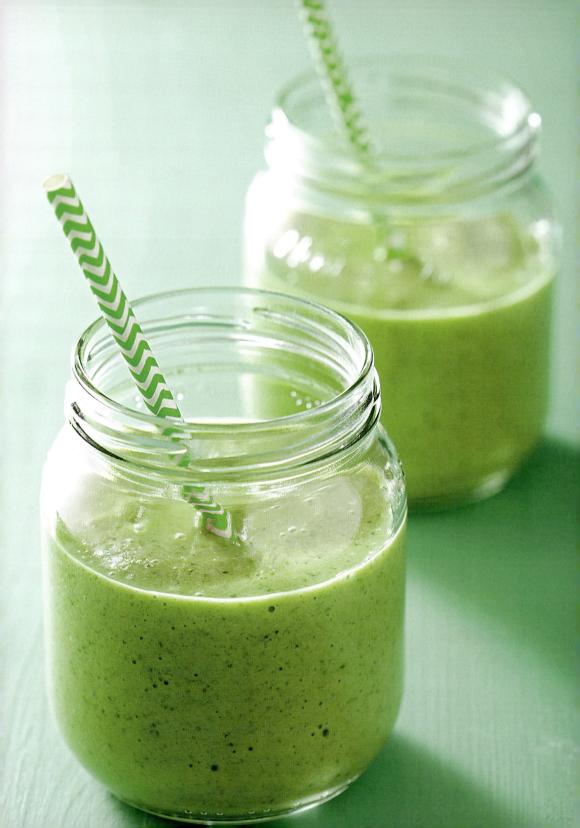

ZIELONA MATE

1 GARŚĆ JARMUŻU
1 GRUSZKA
1 GARŚĆ WINOGRON
1 POMARAŃCZA
1 SZKLANKA NAPARU Z YERBA MATE

Gruszkę, pomarańczę, jarmuż i winogrona miksujemy. Kilka łyżeczek yerby zalewamy szklanką ciepłej wody, następnie przecedzamy i dolewamy napar do koktajlu. Dokładnie mieszamy.

YERBA MATE

to wysuszone i zmielone liście ostrokrzewu paragwajskiego. Napar (nigdy nie zalewamy mate wrzątkiem!) jest ulubionym napojem mieszkańców Ameryki Południowej. Można zalewać go wodą kilkukrotnie. Działa silnie pobudzająco i orzeźwiająco. Zazwyczaj do picia mate wykorzystuje się specjalną słomkę z siteczkiem na dole, zwaną bombillą.

DO WYBORU, DO KOLORU

1 GREJPFRUT
½ AWOKADO
⅓ ANANASA
1 BURAK
1 ŁYŻECZKA SPROSZKOWANEJ GUARANY

Łyżeczkę guarany zalewamy ciepłą wodą, po kilku minutach przelewamy płyn przez sitko. Burak, grejpfrut i ananas wyciskamy w wyciskarce do soków lub sokowirówce, uzyskany sok miksujemy z awokado. Dodajemy napar z guarany i dokładnie mieszamy.

GUARANA

uznawana była przez Indian za magiczną roślinę dodającą sił witalnych. Zawarte w niej guaranina i kofeina poprawiają nastrój, ułatwiają zapamiętywanie, zwiększają wydolność fizyczną i umysłową organizmu. Uwaga, guarana nie powinna być stosowana przez kobiety w ciąży oraz karmiące piersią.

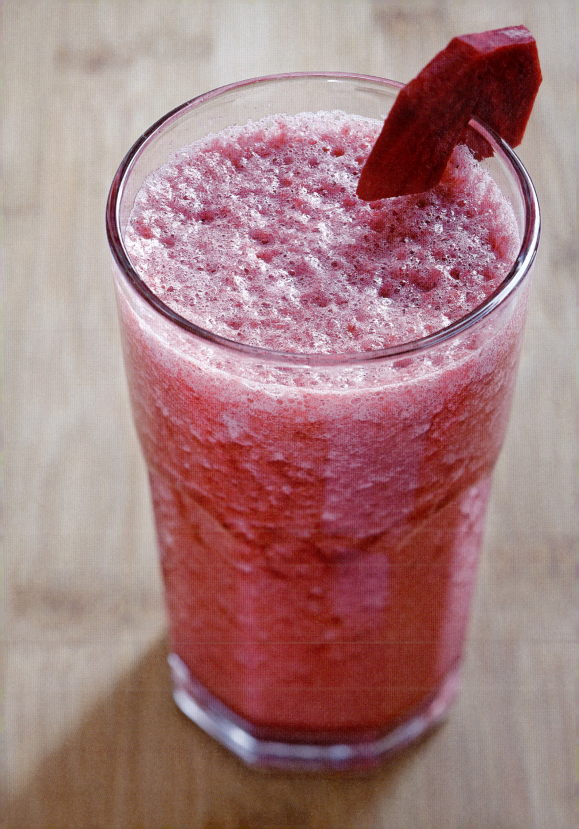

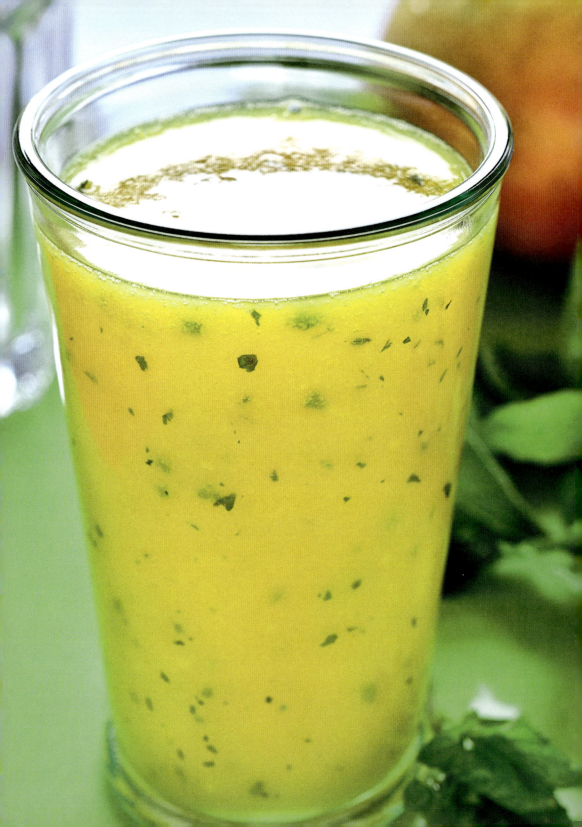

OD WSCHODU DO ZACHODU

1 ŁODYGA SELERA NACIOWEGO
1 MANGO
1 POMARAŃCZA
1 ŁYŻECZKA SPROSZKOWANEJ GUARANY
1 SZKLANKA MLEKA RYŻOWEGO

Łyżeczkę guarany zalewamy ciepłą wodą, po kilku minutach przelewamy płyn przez sitko. Seler, mango i pomarańczę miksujemy, dodajemy napar z guarany i dokładnie mieszamy.

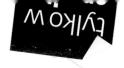

ODKWASZENIE

Nasze ciało powinno składać się przynajmniej w połowie z płynów. Woda to niezbędny składnik w procesie regularnego oczyszczania komórek ze szkodliwych substancji, jest ona środowiskiem wielu reakcji w organizmie, pomaga również w zachowaniu młodego wyglądu (woda wypełnia komórki skóry, dzięki czemu staje się ona jędrniejsza i ma mniej zmarszczek). Płyny w naszym organizmie powinny mieć odczyn lekko zasadowy (pH w granicach 7,35–7,45) – wyjątkiem jest żołądek, w którym powinny panować kwaśne warunki (pH znacznie poniżej 7), dzięki czemu może odbywać się proces trawienia. Wiele produktów, które spożywamy na co dzień, ma odczyn kwaśny (mięso, nabiał, wyroby z białej mąki, kawa, alkohol, przetworzone produkty, słodycze). Aby zadbać o równowagę, powinniśmy więc jeść jak najwięcej produktów zasadotwórczych, do których należą warzywa, orzechy, pełne ziarna zbóż, kasza jaglana, różne rodzaje mleka i napary roślinne.

ODKWASZENIE

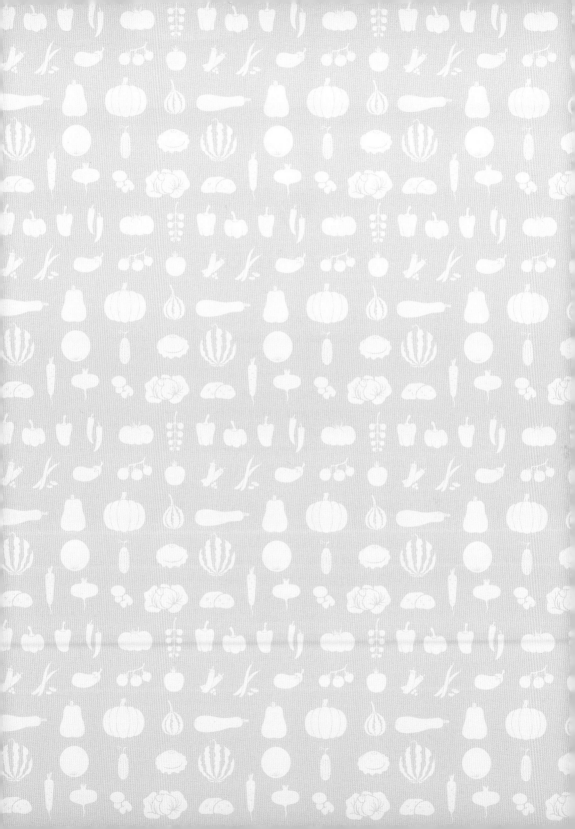

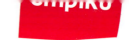

POBUDKA

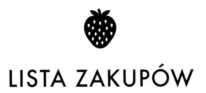

LISTA ZAKUPÓW

4 LIŚCIE SAŁATY RZYMSKIEJ
4 LIŚCIE SAŁATY MASŁOWEJ
3 POMARAŃCZE
2 GRUSZKI, 1½ CYTRYNY
1 OGÓREK ZIELONY
1 DOJRZAŁA BRZOSKWINIA
1 KIWI, 1 ŁYŻECZKA SPIRULINY
1 JABŁKO, 1 CZERWONA PAPRYKA
1 FILIŻANKA LISTKÓW POKRZYWY
1 GARŚĆ ROSZPONKI, 1 GARŚĆ JARMUŻU
1 GARŚĆ WINOGRON, 1 GREJPFRUT, 1 BURAK
1 SZKLANKA MLEKA RYŻOWEGO
1 ŁODYGA SELERA NACIOWEGO, 1 MANGO
KILKA ŁYŻECZEK YERBA MATE
2 ŁYŻECZKI ZIELONEJ KAWY
2 ŁYŻECZKI SPROSZKOWANEJ GUARANY
½ AWOKADO
½ SZKLANKI MALIN
⅓ ANANASA
EW. ½ BANANA

ODKWASZENIE

Skutkiem zakwaszenia organizmu może być odczuwanie przez nas chronicznego zmęczenia, spadek odporności, depresja. To nie wszystko, nadmiar kwasów obwinia się również o wahania masy ciała i trudności ze schudnięciem, a także zaburzenia produkcji hormonów w organizmie oraz gospodarki wapniowej w procesie budowy układu kostnego.

Wbrew pozorom najbardziej zasadotwórczymi owocami są cytryny. Dla pobudzenia organizmu proponuję rozpoczynać dzień od wypicia na czczo szklanki wody z sokiem z połowy cytryny i łyżeczką naturalnego miodu.

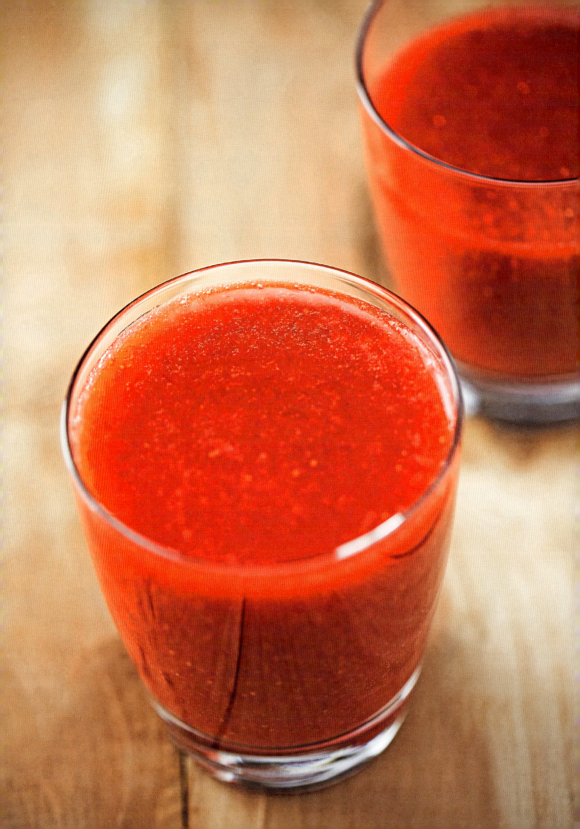

ODKWASZENIE

TO NIE JEST ZUPA!

1 UGOTOWANY BURAK
1 GARŚĆ SZCZAWIU
OK. ½ PĘCZKA KOPERKU
SÓL I PIEPRZ DO SMAKU
½ SZKLANKI WODY

Burak, szczaw i koperek miksujemy. Dodajemy sól i pieprz do smaku oraz wodę. Dokładnie mieszamy.

BURAKI
mają właściwości zasadotwórcze oraz oczyszczające. To sprawia, że są dobrym lekarstwem na syndrom dnia poprzedniego. Lecznicze działanie buraków zaobserwowano również u osób cierpiących na nadkwasotę i wrzody żołądka.

ODKWASZENIE

DRINK
Z MODREJ KAPUSTY

2 JABŁKA

120 G POSZATKOWANEJ CZERWONEJ KAPUSTY

Jabłko i poszatkowaną czerwoną kapustę wyciskamy w wyciskarce do soków lub sokowirówce. Smakuje jak kompot wiśniowy!

CZERWONEJ KAPUŚCIE

przypisuje się silne działanie antynowotworowe i lecznicze w przypadku choroby wrzodowej żołądka. Sok z kapusty warto stosować w przypadku nadkwasoty i zmęczenia.

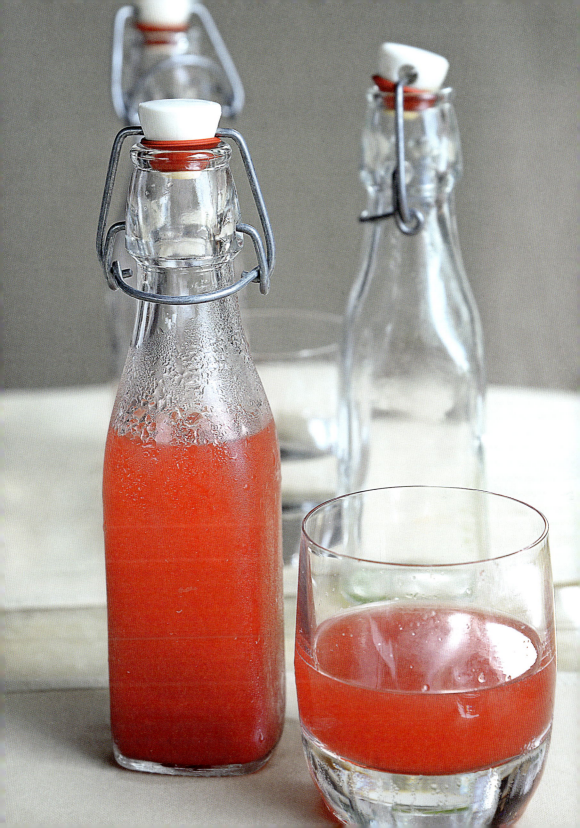

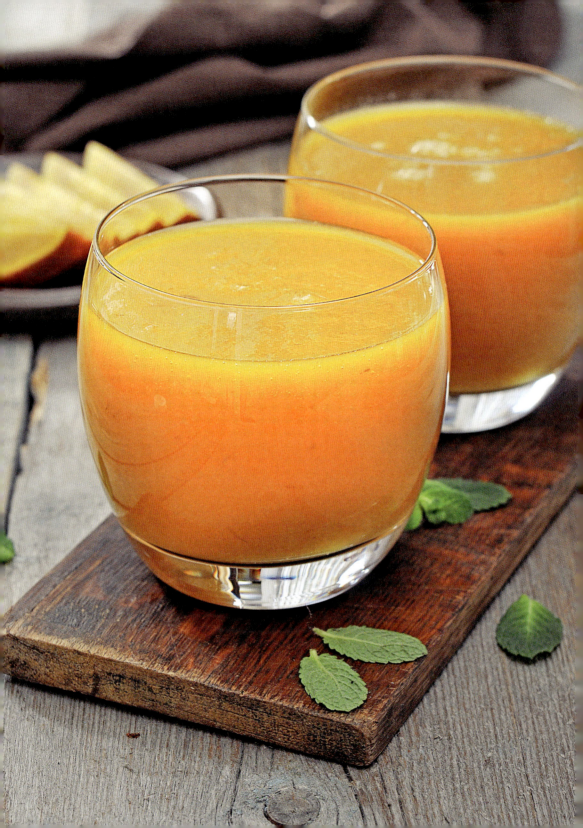

ODKWASZENIE

KOKTAJL GODNY KRÓLA

2 GARŚCIE JARMUŻU
1 POMARAŃCZA
1 MANGO
½ SZKLANKI WODY

Pomarańczę, mango i jarmuż miksujemy z wodą.

JARMUŻ
zawiera nie tylko ogromne ilości witamin i karotenoidów, lecz także liczne pierwiastki zasadotwórcze: wapń, żelazo, fosfor i magnez.

ODKWASZENIE

JARMUŻ W SADZIE

1 GARŚĆ JARMUŻU
1 GARŚĆ FIOLETOWYCH WINOGRON
1 GRUSZKA
1 POMARAŃCZA

Jarmuż, winogrona, gruszkę
i pomarańczę miksujemy.

WINOGRONA
to potęga! Mają one tak wiele właściwości leczniczych i odżywczych, że w medycynie niekonwencjonalnej powstał nawet osobny dział o nazwie ampeloterapia, polegający właśnie na leczeniu winogronami. Owoce te hamują rozwój nowotworów, obniżają ciśnienie krwi i wzmacniają wrażliwość komórek na insulinę.

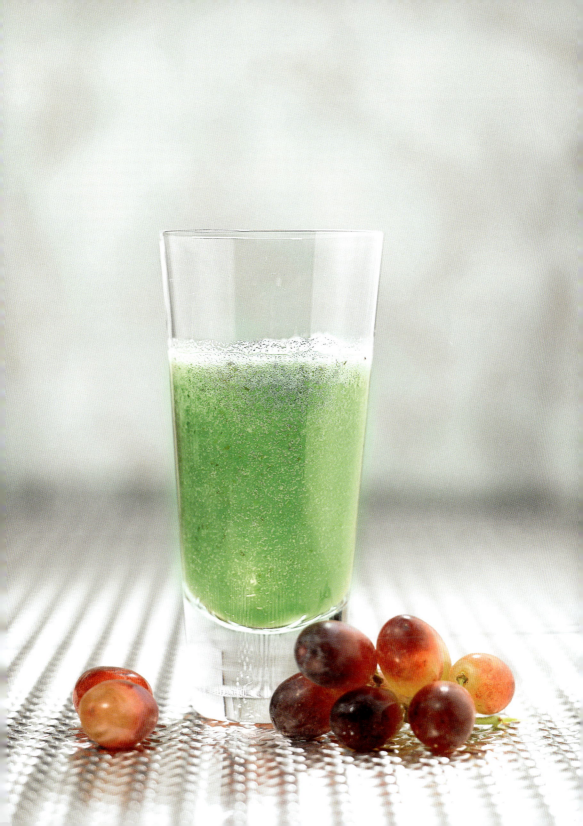

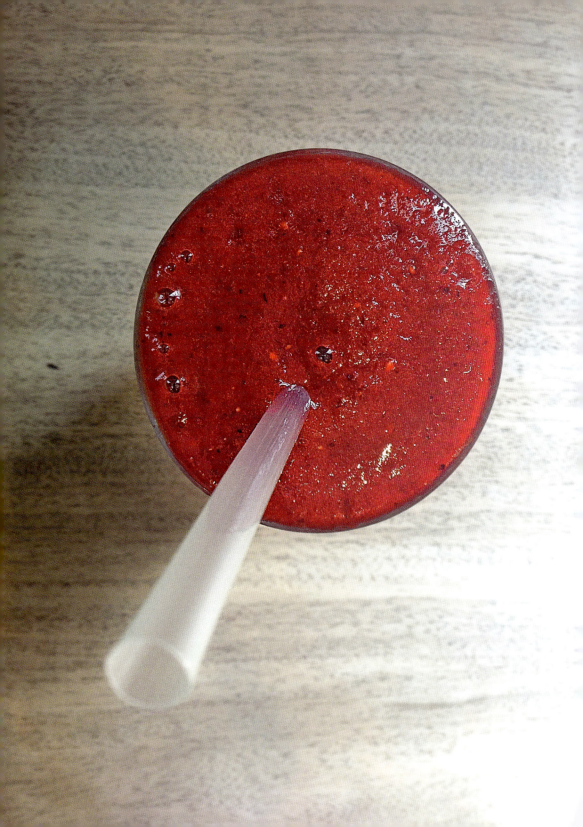

ODKWASZENIE

SŁODKO-
-KWAŚNO

1 BURAK
1 POMARAŃCZA
½ SZKLANKI TRUSKAWEK
KILKA KROPLI SOKU Z LIMONKI

Buraka wyciskamy w wyciskarce do soków lub sokowirówce.
Sok miksujemy z pomarańczą i truskawkami.
Dodajemy kilka kropel soku z limonki
i dokładnie mieszamy.

LIMONKA,
podobnie jak cytryna, mimo kwaśnego smaku jest silnie
zasadotwórczym owocem. Nawet kilka kropli jej soku wpływa
odkażająco, oczyszczająco i zasadotwórczo na organizm.

ODKWASZENIE

CIASTO MARCHEWKOWE

5 DAKTYLI
5 SUSZONYCH MORELI
2 ŁYŻKI UGOTOWANEJ KASZY JAGLANEJ
1 ŁYŻKA RODZYNEK
SZCZYPTA CYNAMONU
100 ML SOKU Z MARCHWI
100 ML WODY

Daktyle, morele i rodzynki zalewamy wrzątkiem (100 ml) i odstawiamy na pół godziny, żeby zmiękły. Dodajemy ugotowaną kaszę jaglaną i cynamon, miksujemy. Dolewamy sok z marchwi i dokładnie mieszamy.

KASZA JAGLANA
ma działanie bardzo silnie alkalizujące, czyli zasadotwórcze. Działa również rozgrzewająco i wzmacniająco, dlatego jest świetnym wyborem na chłodne dni.

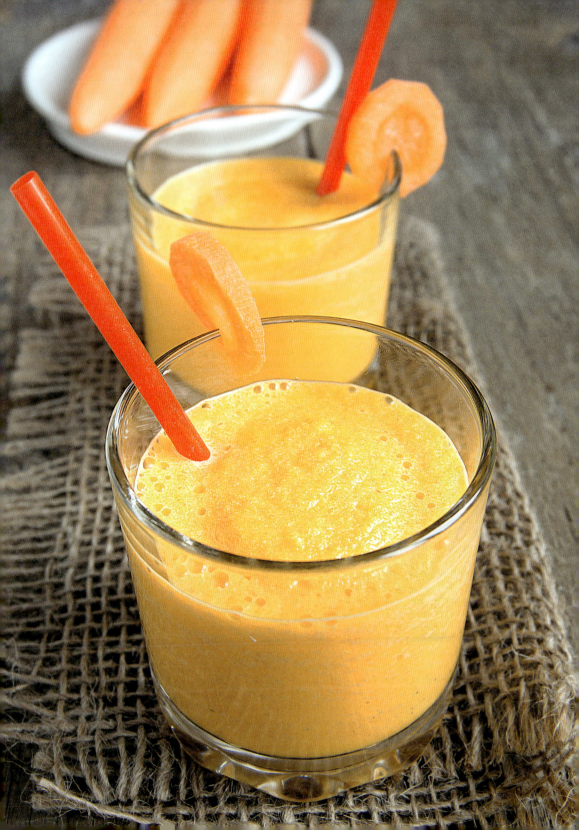

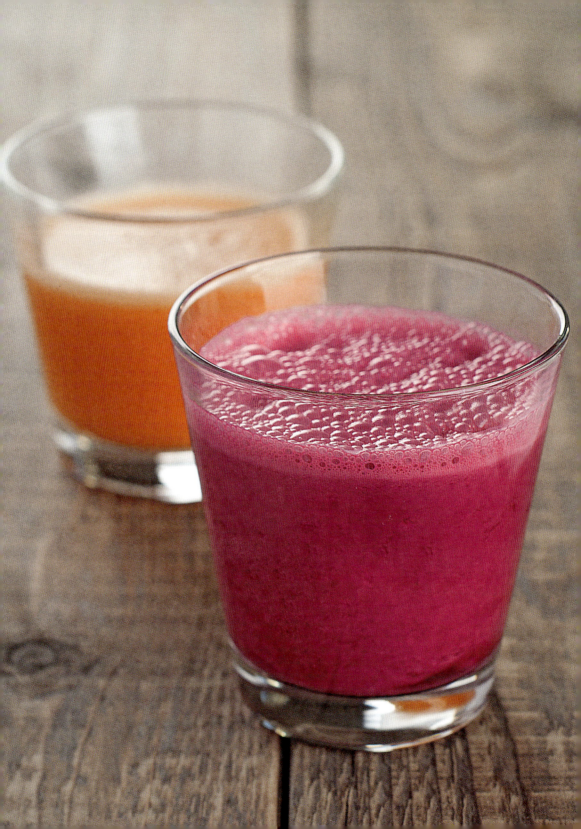

ODKWASZENIE

SIŁACZ

1 BURAK
1 MARCHEWKA
1 POMARAŃCZA
½ PĘCZKA NATKI PIETRUSZKI
¼ ANANASA
½ SZKLANKI ZIELONEJ HERBATY

Zaparzamy łyżeczkę zielonej herbaty w ½ szklanki wody o temperaturze ok. 80°C. Burak, marchewkę, pomarańczę, natkę pietruszki i ananas wyciskamy w wyciskarce do soków lub sokowirówce. Sok dokładnie mieszamy z przestudzoną herbatą.

ZIELONA HERBATA
– inaczej niż jej czarna odmiana – wykazuje silne działanie alkalizujące.

ODKWASZENIE

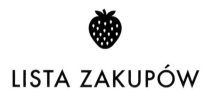

LISTA ZAKUPÓW

5 DAKTYLI
5 SUSZONYCH MORELI
3 BURAKI
3 POMARAŃCZE
3 GARŚCIE JARMUŻU
2 JABŁKA
1 MARCHEWKA
1 GRUSZKA
1 MANGO
1 GARŚĆ FIOLETOWYCH WINOGRON
1 GARŚĆ SZCZAWIU
½ PĘCZKA NATKI PIETRUSZKI
½ PĘCZKA KOPERKU
½ SZKLANKI TRUSKAWEK
¼ ANANASA
120 G POSZATKOWANEJ CZERWONEJ KAPUSTY
100 ML SOKU Z MARCHWI
2 ŁYŻKI UGOTOWANEJ KASZY JAGLANEJ
1 ŁYŻKA RODZYNEK
1 ŁYŻECZKA ZIELONEJ HERBATY
CYNAMON, SÓL, PIEPRZ (DO SMAKU)

RELAKS

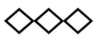

R
RELAKS

Stres to naturalny towarzysz naszego życia. Powinien pojawiać się w chwilach zagrożenia, strachu i niepewności. Bywa korzystny, ponieważ dzięki niemu możemy poradzić sobie w trudnej sytuacji, działać z energią, o którą nie podejrzewalibyśmy sami siebie, wyjść z opresji, a genialne rozwiązania same wskakują nam do głowy. Ten przebłysk mocy skutkuje jednak silnym zmęczeniem. W przypadku permanentnego stresu nasz organizm nie ma już rezerw i sił do nagłego działania, jest za to nieustannie przemęczony i osłabiony. Skutkuje to obniżoną odpornością i zaburzeniami gospodarki hormonalnej, objawiającymi się na przykład u kobiet nieregularnym miesiączkowaniem. Stres przyspiesza wystąpienie miażdżycy, cukrzycy, sprzyja odwapnianiu kości i osteoporozie, a także obniża zdolność koncentracji, zapamiętywania i jasnego myślenia. Łatwo stwierdzić, że należy unikać stresu, ale dużo trudniej to zrobić. Możemy jednak radzić sobie z jego skutkami i starać się nad nim panować. Zadbajmy o odpowiednią i pełnowartościową dietę (nasz zestresowany organizm zużywa znacznie więcej minerałów i przeciwutleniaczy). Pamiętajmy o aktywności fizycznej, która bardzo pomaga w obniżaniu poziomu stresu. Wybierajmy produkty wspomagające nasz układ nerwowy, a przed snem zadbajmy o kilka minut wyciszenia.

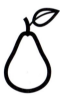

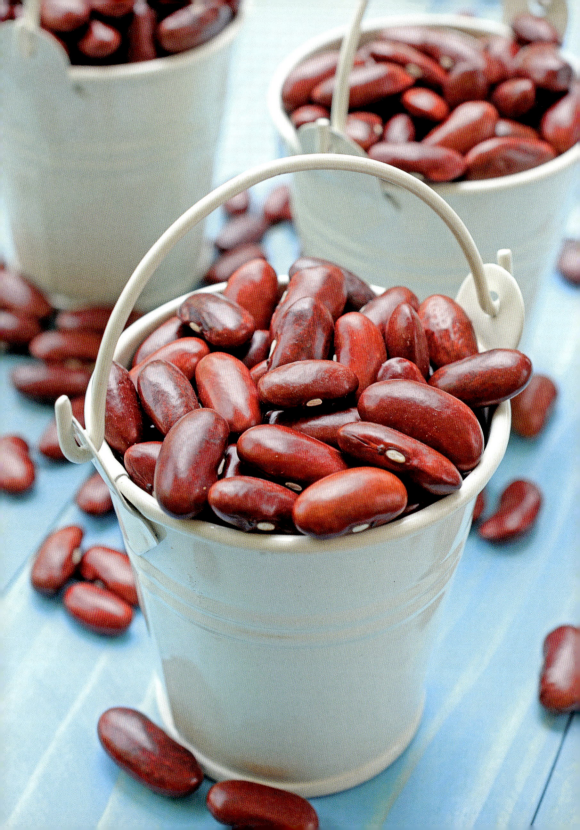

ZACZAROWANA FASOLA

100 G CZERWONEJ FASOLI
(UGOTOWANEJ LUB Z PUSZKI)
100 ML MLEKA ROŚLINNEGO
1 BANAN
1 ŁYŻECZKA KAKAO
½ MANGO

Fasolę, banan, mango i kakao miksujemy z mlekiem roślinnym.

FASOLA,
banan i kakao działają relaksacyjnie i uspokajająco. Dostarczają potasu i magnezu, które tracimy w chwilach stresu. Regulują również ciśnienie krwi.

RELAKS

ACH, JAK WSPANIALE

1 POMARAŃCZA
⅓ MELONA
DUŻA GARŚĆ ROSZPONKI
½ SZKLANKI WODY

Melon, pomarańczę i roszponkę miksujemy z wodą.

OLEJKI ETERYCZNE
zawarte w pomarańczach działają uspokajająco, przeciwdepresyjnie i odprężająco.

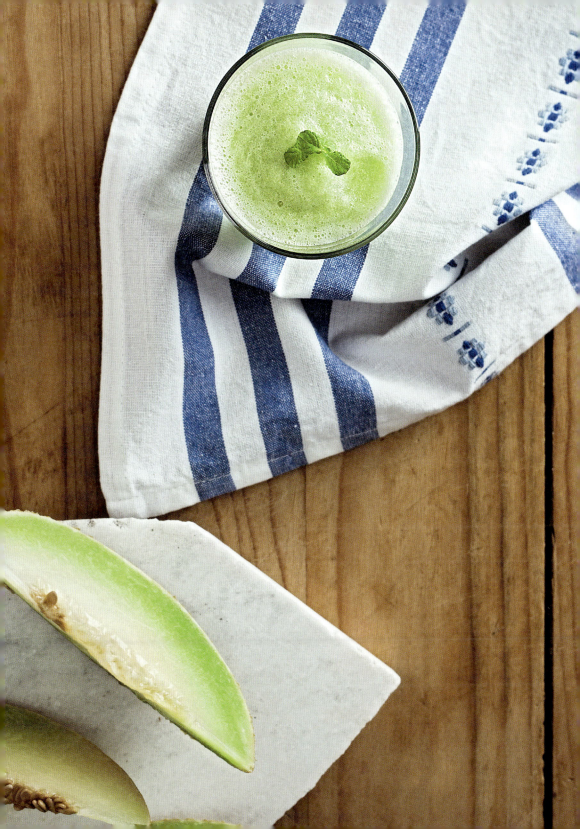

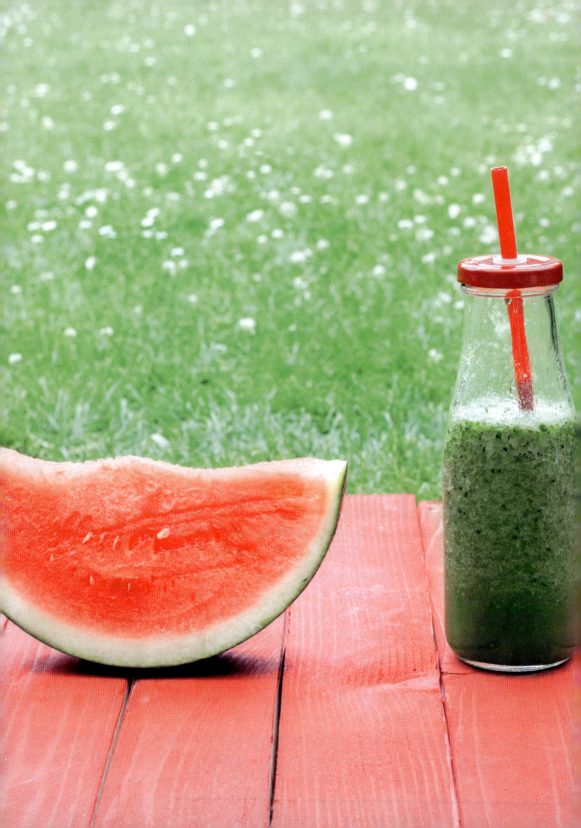

PÓŁ-GŁÓWKA

½ GŁÓWKI SAŁATY
1 SZKLANKA POKROJONEGO W KOSTKĘ ARBUZA
1 POMARAŃCZA (JEŻELI LUBISZ KWAŚNY SMAK,
WYKORZYSTAJ ½ POMARAŃCZY I ½ CYTRYNY)

Sałatę, arbuza, pomarańczę miksujemy.

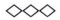

SAŁATA
zawiera w sobie dużo wody i ma niewiele kalorii, ale nie oznacza to, że ma mało wartości odżywczych. Jest bogata między innymi w witaminy z grupy B, które mają pozytywny i kojący wpływ na układ nerwowy.

RELAKS

POMALUJ ŚWIAT NA ŻÓŁTO I ZIELONO

1 AWOKADO
1 OGÓREK
4 ŁODYGI SELERA NACIOWEGO
1 ŻÓŁTY POMIDOR
½ CYTRYNY
½ PĘCZKA KOPERKU
½ SZKLANKI WODY
EW. SÓL DO SMAKU

Awokado, ogórek, seler, cytrynę,
koperek, pomidor miksujemy z wodą.
W zależności od upodobań doprawiamy solą.
Mieszamy.

SELER

już od czasów Hipokratesa był stosowany jako środek uspokajający.
Awokado dzięki dużej zawartości nienasyconych kwasów tłuszczowych
wspiera prawidłowe funkcjonowanie komórek mózgu, a pomidor
ze względu na zawarty w nim brom wspomaga funkcje mózgu.

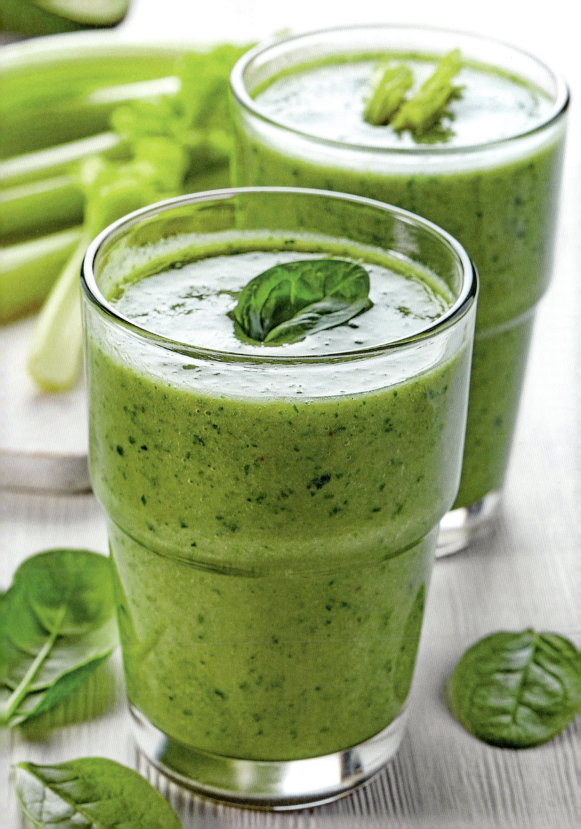

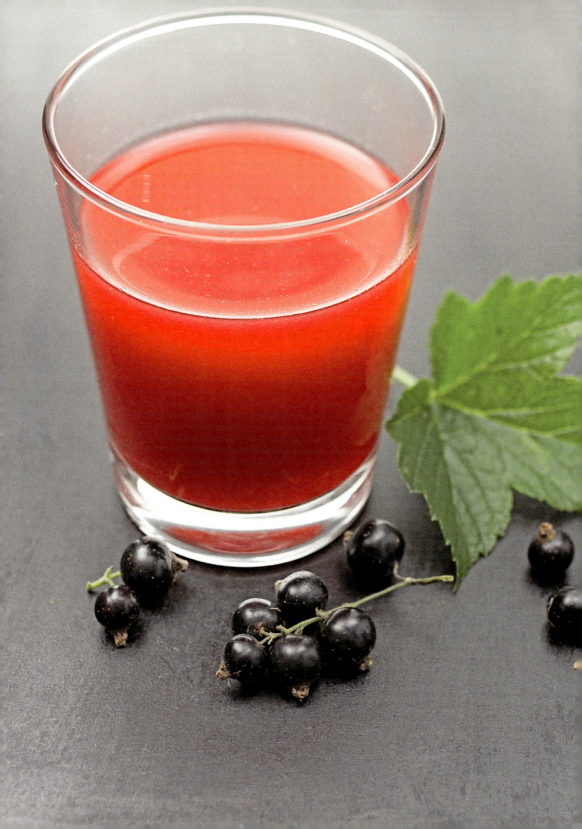

GRUSZKA W PORZECZKACH

1 GRUSZKA
1 FILIŻANKA CZARNEJ PORZECZKI
½ SZKLANKI WODY KOKOSOWEJ

Gruszkę i porzeczki miksujemy z wodą kokosową.

SOK Z CZARNEJ PORZECZKI wykorzystywany był w tradycyjnej medycynie jako środek do leczenia migreny oraz wspierania wyczerpanego organizmu. Zawarty w nim flawonoid kwercetyna działa przeciwalergicznie i łagodzi wszelkie dolegliwości skórne (np. po ukąszeniach owadów).

RELAKS

SKRZYPIĄCE OWOCE

1 FILIŻANKA POKROJONEGO W KOSTKĘ ARBUZA
2 ŁODYGI SELERA NACIOWEGO
1 NEKTARYNKA
1 KIWI
1 SZKLANKA NAPARU ZE SKRZYPU

2 łyżki suszonego lub 4 gałązki świeżego skrzypu zalewamy szklanką wrzątku i zaparzamy 15 minut pod przykryciem, a następnie odcedzamy. Tak przygotowany napar miksujemy z pozostałymi składnikami.

SKRZYP POLNY
dzięki flawonoidowi o nazwie izokwercytyna wykazuje działanie uspokajające i przeciwdrgawkowe, a także przedłuża i reguluje sen.

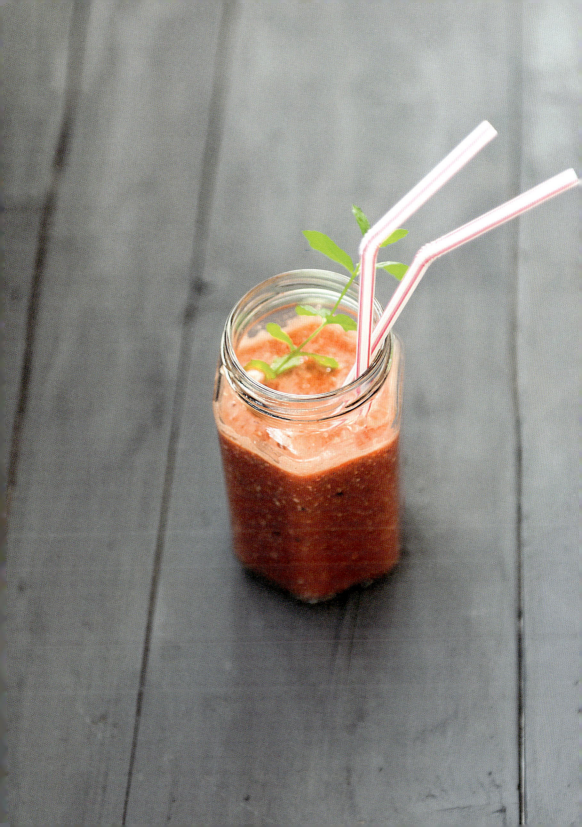

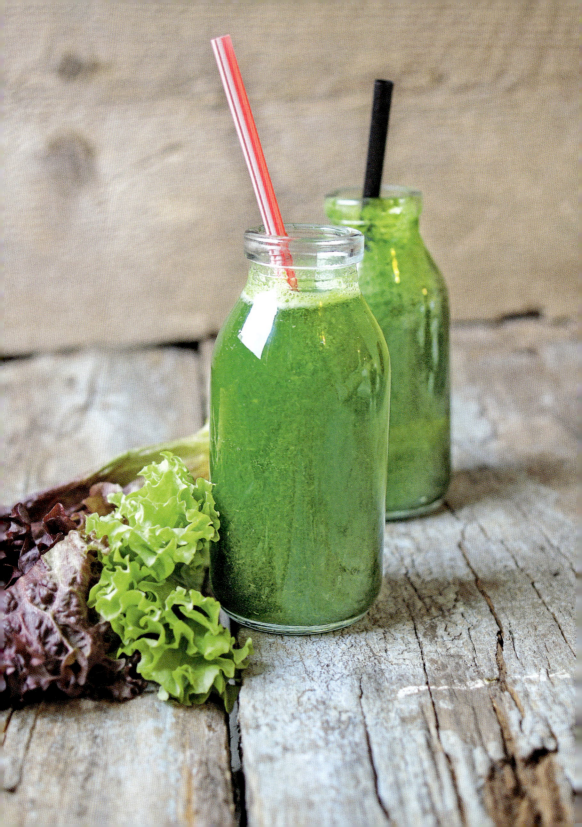

SAŁATKA GRECKA

2 ŁYŻKI NASION SŁONECZNIKA
5 LIŚCI SAŁATY
1 POMIDOR
5 OLIWEK
SZCZYPTA CURRY
SÓL DO SMAKU

Nasiona słonecznika namaczamy w szklance wody, a następnie miksujemy z sałatą, pomidorem oraz oliwkami. Doprawiamy solą i curry. Jeżeli koktajl jest za gęsty, możemy rozcieńczyć go wodą.

PESTKI SŁONECZNIKA

są bardzo bogate w antyoksydanty i niezbędne mikroelementy, a w szczególności cynk. Pomaga on zredukować różne skutki stresu, poprawia funkcjonowanie układu odpornościowego, jest skuteczny w leczeniu wrzodów żołądka oraz zaburzeń snu.

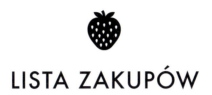

LISTA ZAKUPÓW

6 ŁODYG SELERA NACIOWEGO
2 POMARAŃCZE
1 BANAN, 1 AWOKADO
1 OGÓREK
1 CZERWONY POMIDOR
1 ŻÓŁTY POMIDOR
1 GŁÓWKA SAŁATY
1 GRUSZKA
1 NEKTARYNKA, 1 KIWI
2 SZKLANKI POKROJONEGO W KOSTKĘ ARBUZA
1 FILIŻANKA CZARNEJ PORZECZKI
½ MANGO, ½ CYTRYNY, ⅓ MELONA
100 G CZERWONEJ FASOLI (UGOTOWANEJ LUB Z PUSZKI)
100 ML MLEKA ROŚLINNEGO
1 ŁYŻECZKA KAKAO
1 DUŻA GARŚĆ ROSZPONKI
5 OLIWEK, ½ PĘCZKA KOPERKU
½ SZKLANKI WODY KOKOSOWEJ
2 ŁYŻKI SUSZONEGO LUB 4 GAŁĄZKI ŚWIEŻEGO SKRZYPU
2 ŁYŻKI NASION SŁONECZNIKA
SZCZYPTA CURRY, SÓL DO SMAKU

PAMIĘĆ

◇◇◇

P

PAMIĘĆ

Sprawność intelektualna oraz zdolności naszego mózgu są ze sobą ściśle połączone – stosując odpowiednią dietę, możemy stymulować działanie naszego układu nerwowego. Przede wszystkim należy pamiętać, że to, co zjadamy, wpływa na budowę komórek układu nerwowego. Jeżeli w naszej diecie występuje odpowiednia ilość niezbędnych nienasyconych kwasów tłuszczowych z grupy omega-3, to zostają one wbudowane w osłonki mielinowe komórek nerwowych, dzięki czemu impulsy są lepiej przekazywane. Dzieci, których matki w ciąży i podczas karmienia piersią suplementowały omega-3, szybciej się uczą – czy potrzebujemy lepszego dowodu na siłę NNKT? Tylko odpowiednia dieta umożliwia produkcję neuroprzekaźników.

Mózg najchętniej żywi się glukozą. Jedząc regularnie, w trzygodzinnych odstępach, niewielkie ilości razowego pieczywa, brązowego ryżu, kasz, dostarczamy do organizmu odpowiednią ilość węglowodanów złożonych, które są następnie trawione i stopniowo uwalniane do krwi, co wpływa na prawidłowe odżywienie naszego mózgu.

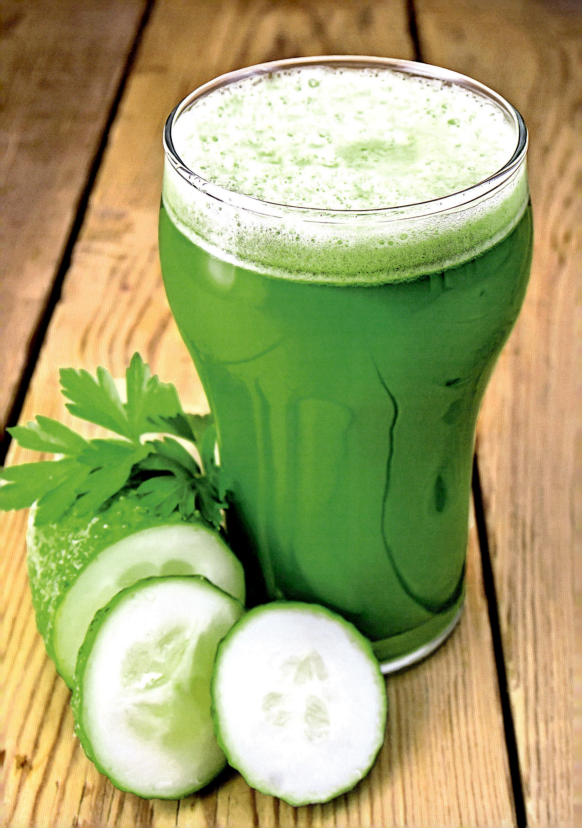

BYSTRE OKO

1 GREJPFRUT
1 OGÓREK ZIELONY
1 SUSZONA ŚLIWKA
1 ŁYŻKA JAGÓD GOJI

Jagody goji i suszoną śliwkę zalewamy ½ szklanki gorącej wody, aby zmiękły. Grejpfrut i ogórek wyciskamy w wyciskarce do soków lub sokowirówce. Sok miksujemy z namoczonymi owocami oraz wodą, w której się moczyły.

JAGODY GOJI

pochodzą z Chin, gdzie nazywane są czerwonymi diamentami. To bogate źródło kwasów tłuszczowych wspierających pracę mózgu, a zawarte w nich zeaksantyna i luteina chronią siatkówkę oka.

PAMIĘĆ

SZÓSTY ZMYSŁ

1 POMARAŃCZA
1 ŁODYGA SELERA NACIOWEGO
½ AWOKADO
⅓ ANANASA
½ ŁYŻECZKI ŻEŃ-SZENIA

Ananas, pomarańczę i łodygę selera naciowego wyciskamy w wyciskarce do soków lub sokowirówce. Sok miksujemy z awokado i żeń-szeniem.

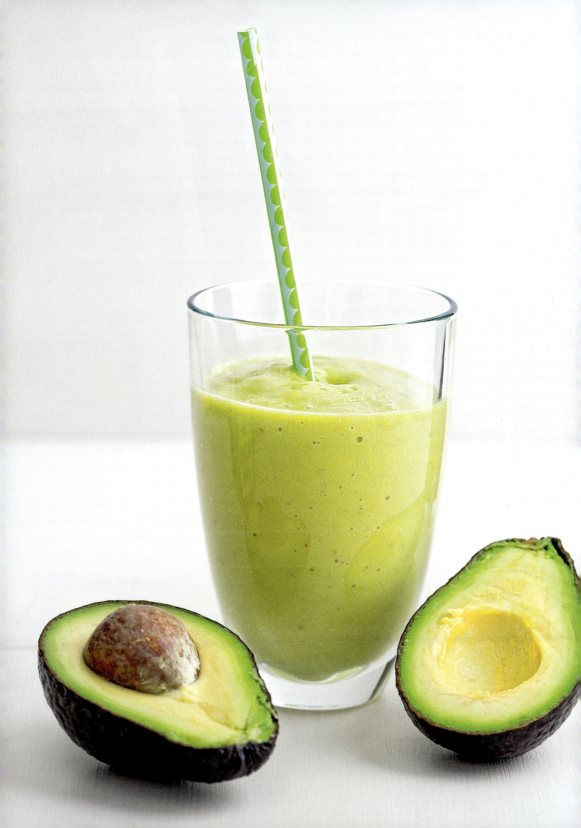

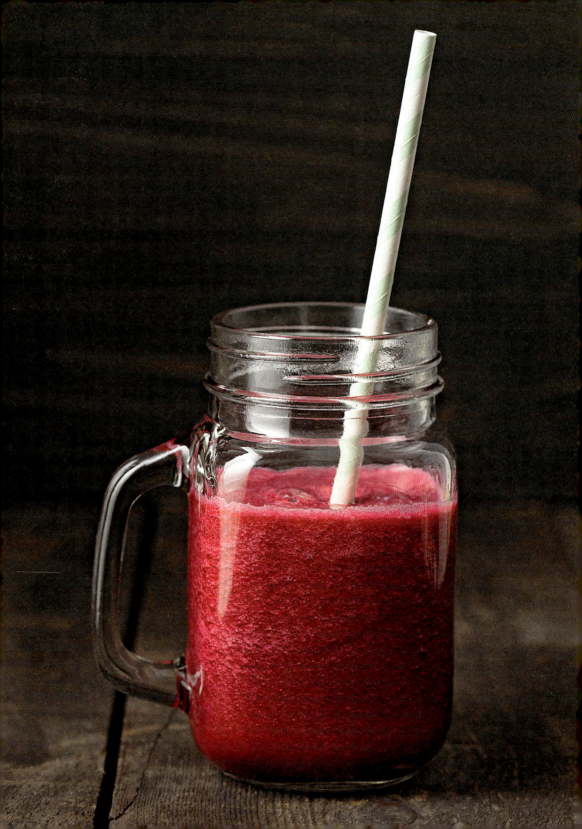

PAMIĘĆ ABSOLUTNA

5 DAKTYLI
5 ŚLIWEK SUSZONYCH
3 ŁYŻKI UGOTOWANEJ KASZY GRYCZANEJ NIEPALONEJ
1 GARŚĆ MALIN
1 GARŚĆ OWOCÓW BORÓWKI AMERYKAŃSKIEJ
1 SZKLANKA MLEKA MIGDAŁOWEGO
1 SZKLANKA WODY

Daktyle i suszone śliwki moczymy w szklance wrzątku.
Namoczone owoce miksujemy z ugotowaną kaszą gryczaną,
malinami i owocami borówki amerykańskiej.
Dodajemy mleko migdałowe
i dokładnie mieszamy.

KASZA GRYCZANA

dostarcza nam dużej ilości krzemu, którego brakuje w naszej codziennej diecie. Poza korzystnym działaniem na skórę, włosy i paznokcie krzem wzmacnia drobne naczynia krwionośne, poprawiając odżywienie mózgu oraz zapobiegając m.in. wylewom. Reguluje również poziom glukozy we krwi.

WYTRAWNA UCZTA

3 ŁYŻKI UGOTOWANEJ KASZY GRYCZANEJ NIEPALONEJ
2 ŁODYGI SELERA NACIOWEGO
1 SZKLANKA SOKU POMIDOROWEGO
½ PĘCZKA NATKI PIETRUSZKI
SÓL I PIEPRZ DO SMAKU

Łodygi selera naciowego, natkę pietruszki i ugotowaną kaszę gryczaną miksujemy. Dodajemy sok pomidorowy oraz sól i pieprz do smaku, dokładnie mieszamy.

Podczas procesu palenia w **KASZY** rozpoczynają się procesy obniżające jej wartość odżywczą. Najlepiej kupować kaszę niepaloną i ewentualnie samodzielnie prażyć ją na patelni, aby ograniczyć stratę cennych składników.

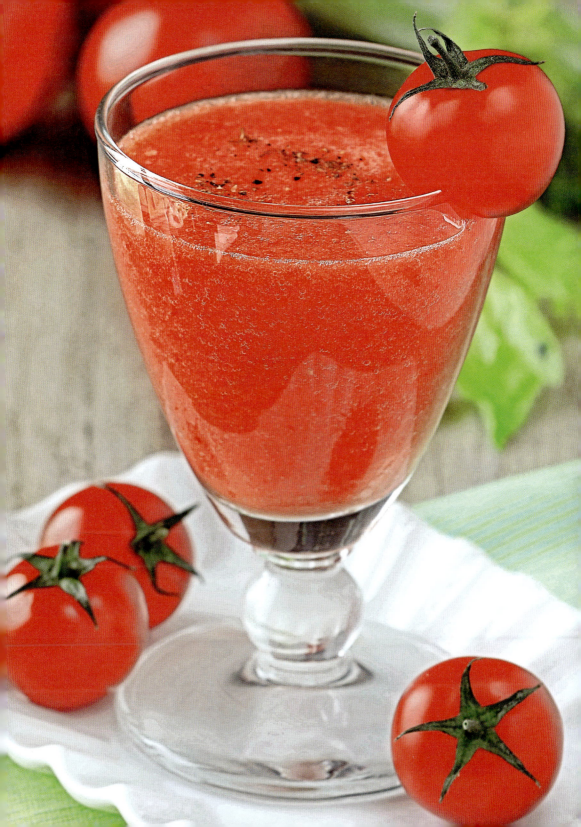

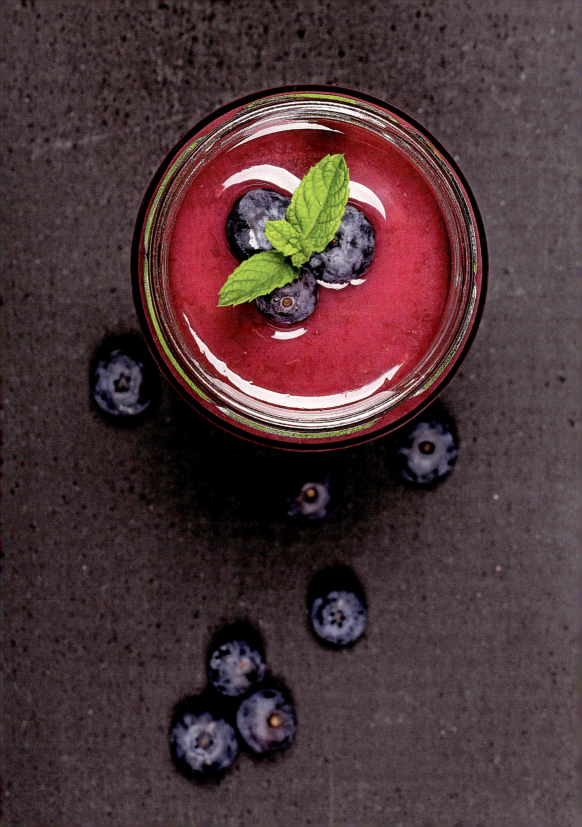

NA JAGODY

**2 ŁYŻKI UGOTOWANEJ KASZY JAGLANEJ
1 GARŚĆ ORZECHÓW WŁOSKICH
1 GARŚĆ JAGÓD
1 JABŁKO
1 SZKLANKA MLEKA ROŚLINNEGO**

Jabłko, jagody, orzechy włoskie
i kaszę jaglaną miksujemy.
Dodajemy mleko roślinne
i dokładnie mieszamy.

PAMIĘĆ

OSTRA JUSTYNA

75 G TOFU
1 POMARAŃCZA
1 GRUSZKA
½ CYTRYNY
SZCZYPTA PIEPRZU

Pomarańczę, gruszkę, cytrynę miksujemy z tofu i szczyptą pieprzu.

TOFU
jest cennym źródłem lecytyny, kwasu linolowego i choliny – związku, który gwarantuje prawidłową budowę każdej komórki ciała. Ma to szczególne znaczenie w przypadku komórek układu nerwowego, ponieważ ich prawidłowa budowa umożliwia odpowiednie przesyłanie impulsów i usprawnia pamięć.

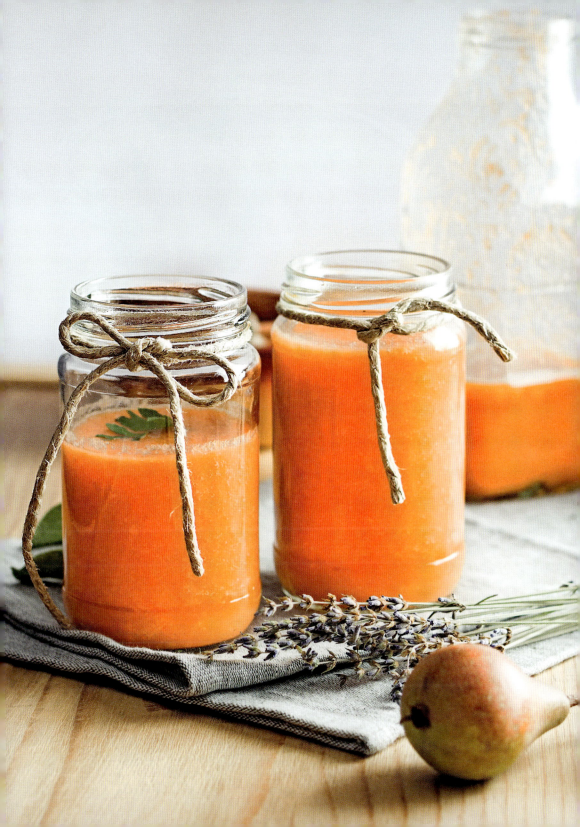

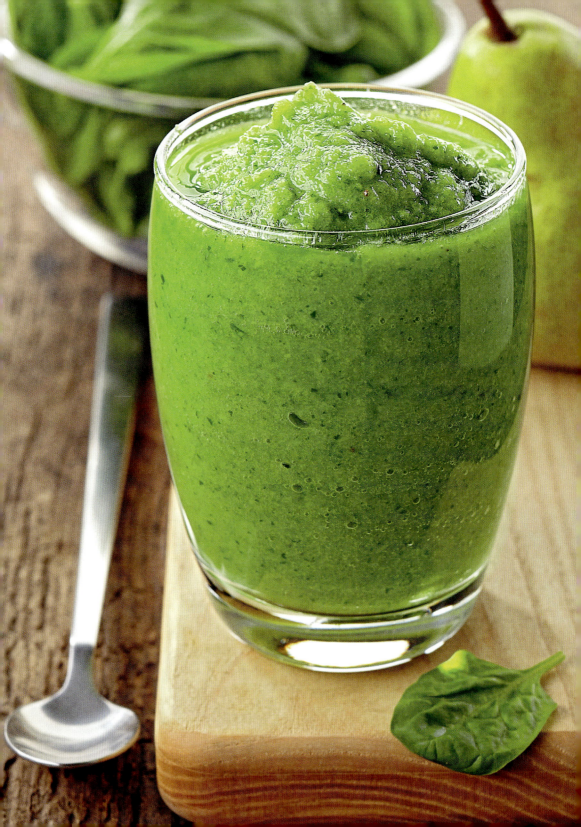

PAMIĘĆ

MIŁO PIĆ MIŁORZĄB

100 G SZPINAKU
1 JABŁKO
1 GRUSZKA
1 BRZOSKWINIA
½ CYTRYNY
SZKLANKA NAPARU Z MIŁORZĘBU JAPOŃSKIEGO

1 łyżkę rozdrobnionych liści miłorzębu japońskiego zalewamy 1 szklanką wrzącej wody. Odstawiamy na 30 minut, przecedzamy. Szpinak, jabłko, gruszkę, cytrynę i brzoskwinię miksujemy. Dodajemy napar z miłorzębu i dokładnie mieszamy.

MIŁORZĄB

japoński przyspiesza krążenie krwi obwodowej oraz zwiększa przepływ krwi w naczyniach włosowatych mózgu, a także hamuje agregację płytek krwi, dzięki czemu przeciwdziała udarom mózgu.

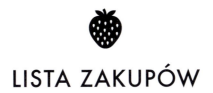

LISTA ZAKUPÓW

100 G SZPINAKU
75 G TOFU, 5 DAKTYLI
5 ŚLIWEK SUSZONYCH
3 ŁODYGI SELERA NACIOWEGO
2 GRUSZKI, 2 POMARAŃCZE, 2 JABŁKA
2 SZKLANKI MLEKA ROŚLINNEGO, NP. MIGDAŁOWEGO
1 CYTRYNA, 1 GREJPFRUT
1 BRZOSKWINIA, 1 OGÓREK ZIELONY
1 SUSZONA ŚLIWKA, 1 GARŚĆ MALIN
1 GARŚĆ OWOCÓW BORÓWKI AMERYKAŃSKIEJ
1 GARŚĆ ORZECHÓW WŁOSKICH
1 GARŚĆ JAGÓD
1 SZKLANKA SOKU POMIDOROWEGO
½ PĘCZKA NATKI PIETRUSZKI
½ AWOKADO, ⅓ ANANASA
6 ŁYŻEK KASZY GRYCZANEJ
2 ŁYŻKI KASZY JAGLANEJ
1 ŁYŻKA LIŚCI MIŁORZĘBU JAPOŃSKIEGO
1 ŁYŻKA JAGÓD GOJI
½ ŁYŻKI SPROSZKOWANEGO ŻEŃ-SZENIA
SÓL I PIEPRZ DO SMAKU

MOCNE KOŚCI

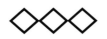

M
MOCNE KOŚCI

Struktura kości tworzy się mniej więcej do trzeciej dekady życia. Mimo to w późniejszym wieku ulegają one nieustannej przebudowie i regeneracji pod wpływem aktywności fizycznej – jeżeli składniki odżywcze w diecie na to pozwalają. Dlatego tak ważne jest stałe dostarczanie dużej ilości wapnia i witaminy D w późniejszym wieku. Osteoporoza niegdyś uznawana była za chorobę związaną z płcią kobiecą i wiekiem starczym. Dziś wiadomo, że można jej zapobiegać w każdym wieku. Niestety z drugiej strony, staje się ona coraz powszechniejszą dolegliwością, częściowo związaną z powszechnym niedoborem witaminy D_3, jak również z niskim spożyciem wapnia. Nie ma wątpliwości, że szczególnie trudnymi i ważnymi z dietetycznego punktu widzenia momentami życia są ciąża oraz okres karmienia piersią, dlatego panie powinny w tym czasie wyjątkowo dbać o zdrowie swoich kości i prawidłowe odżywienie. Wśród dietetyków i lekarzy zdania na temat zasadności spożywania nabiału jako głównego źródła wapnia są podzielone. Dlatego zapraszam do spożywania bogatych w ten pierwiastek koktajli bezmlecznych, które są dobre dla każdego. Pamiętajmy również, że ruch opóźnia wystąpienie osteoporozy, a często jest w stanie zniwelować ryzyko jej wystąpienia.

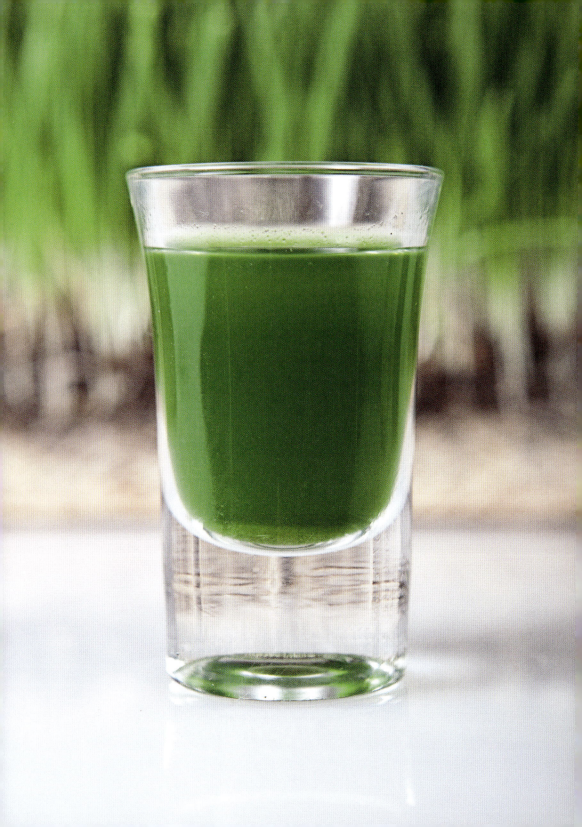

MOCNE KOŚCI

KOKOSMICZNA ODYSEJA

2 GARŚCIE SZPINAKU
2 JABŁKA
½ CYTRYNY
100 ML WODY KOKOSOWEJ

Szpinak, jabłka i cytrynę wyciskamy
w wyciskarce do soków lub sokowirówce.
Dodajemy wodę kokosową
i dokładnie mieszamy.

OSTEOPRZYJEMNOŚĆ

1 MANGO
SOK Z ½ LIMONKI
2 ŁYŻKI TAHINI
1 SZKLANKA MLEKA MIGDAŁOWEGO

Mango, sok z limonki i tahini miksujemy.
Dodajemy mleko migdałowe
i dokładnie mieszamy.

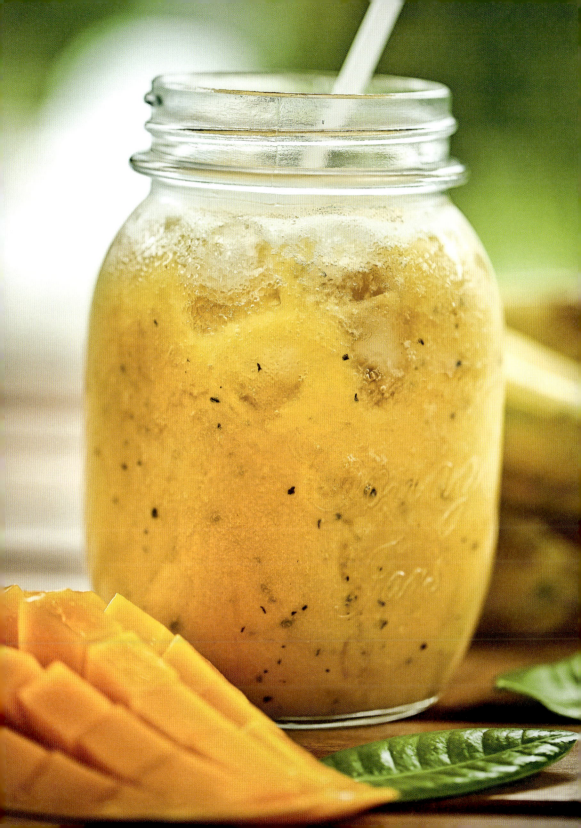

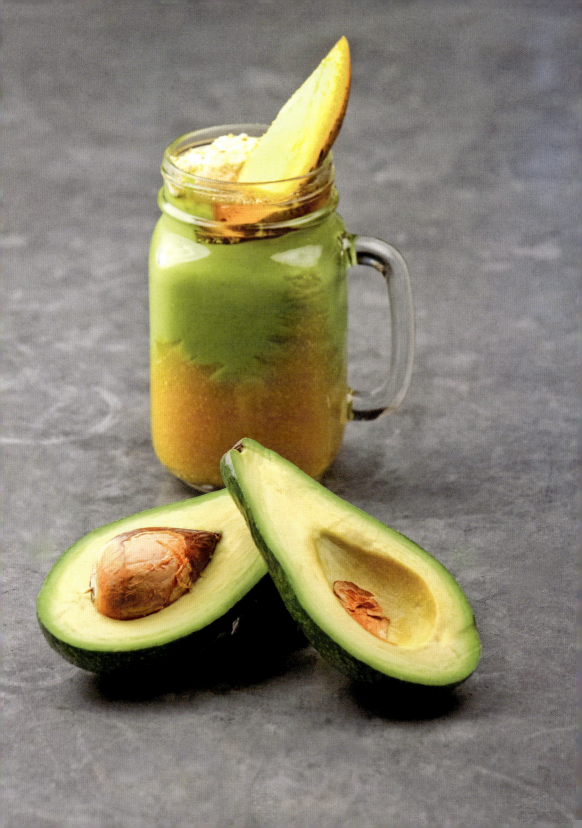

ZIELONE MLEKO

1 GARŚĆ JARMUŻU
½ AWOKADO
½ LIMONKI
¼ ANANASA
OGÓREK ZIELONY (KAWAŁEK OK. 10 CM)

Jarmuż, awokado, limonkę, ananas i ogórek wyciskamy w wyciskarce do soków lub sokowirówce.

Aby wzmacniać kości, należy dbać o regularne dostarczanie do organizmu **WAPNIA,** dzięki któremu będą możliwe stała przebudowa i wzmacnianie układu kostnego. Zielone rośliny zawierają dużą ilość tego pierwiastka.

NAPÓJ POPEYE'A

1 GARŚĆ SZPINAKU
½ BANANA
1 ŁYŻKA TAHINI LUB INNEGO MASŁA ORZECHOWEGO
1 SZKLANKA MLEKA ROŚLINNEGO
(NP. RYŻOWE, MIGDAŁOWE, Z ORZECHÓW NERKOWCA)

Szpinak, banan i tahini miksujemy.
Dodajemy mleko roślinne
i dokładnie mieszamy.

TAHINI
to pasta z prażonych nasion sezamu, która ma przyjemny orzechowy aromat i jest wspaniałym źródłem łatwo przyswajalnego białka, wapnia, magnezu, żelaza, cynku oraz fosforu, niezbędnych do prawidłowej budowy układu kostnego.

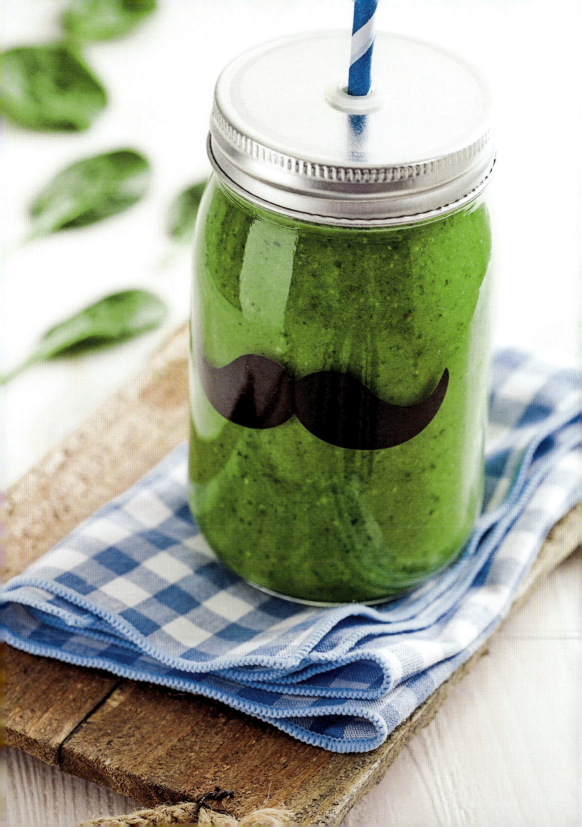

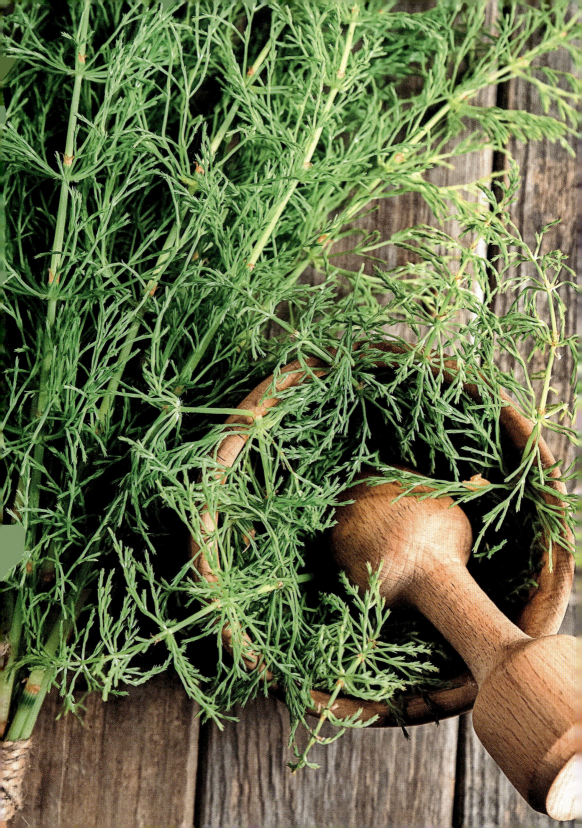

SKRZYP NA SKRZYPIĄCE KOŚCI

1 GARŚĆ JARMUŻU
1 BANAN, 1 JABŁKO
1 BRZOSKWINIA
½ CYTRYNY
1 SZKLANKA NAPARU ZE SKRZYPU

2 łyżki suszonego lub 4 gałązki świeżego skrzypu zalewamy 1 szklanką wrzątku i zaparzamy 15 minut pod przykryciem, a następnie odcedzamy. Jabłko i cytrynę wyciskamy w wyciskarce do soków lub sokowirówce. Sok miksujemy z jarmużem, bananem i brzoskwinią. Dodajemy napar ze skrzypu, dokładnie mieszamy.

SKRZYP

jest bogaty w krzemionkę, która jest niezbędna do budowania prawidłowej struktury kostnej. Stymuluje ona syntezę kolagenu, dzięki któremu kości są bardziej elastyczne i się nie łamią.

MOCNE KOŚCI

SZARLOTKA

75 G TOFU
1 JABŁKO
1 GRUSZKA
1 SZCZYPTA CYNAMONU
1 SZKLANKA MLEKA MIGDAŁOWEGO

Jabłko i gruszkę wyciskamy
w wyciskarce do soków lub sokowirówce.
Dodajemy tofu, szklankę mleka migdałowego,
szczyptę cynamonu i dokładnie miksujemy.

Taka ilość **TOFU** zaspokaja prawie połowę dziennego zapotrzebowania na wapń. Zawarte w nim fitoestrogeny zmniejszają ryzyko osteoporozy.

MOCNE KOŚCI

KO-KO-TAJL

1 GARŚĆ ROSZPONKI
1 GARŚĆ OWOCÓW BORÓWKI AMERYKAŃSKIEJ
1 JABŁKO
1 ŁYŻECZKA SPIRULINY
1 ŁYŻECZKA TAHINI
SOK Z ½ LIMONKI
½ SZKLANKI WODY KOKOSOWEJ

Roszponkę, jabłko, owoce borówki amerykańskiej, spirulinę i tahini miksujemy. Dodajemy sok z limonki oraz wodę kokosową i dokładnie mieszamy.

WODA KOKOSOWA
zbierana jest z młodych, niedojrzałych owoców kokosa – w przeciwieństwie do mleka kokosowego, które jest pozyskiwane z tłustych części owocu. Jest bogata w minerały i witaminy niezbędne do prawidłowej budowy kości.

LISTA ZAKUPÓW

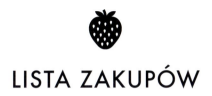

5 JABŁEK
3 SZKLANKI MLEKA ROŚLINNEGO (NAJLEPIEJ MIGDAŁOWEGO)
3 GARŚCIE SZPINAKU
2 GARŚCIE JARMUŻU
2 ŁYŻKI SUSZONEGO LUB 4 GAŁĄZKI ŚWIEŻEGO SKRZYPU
1½ BANANA
1½ LIMONKI
1 BRZOSKWINIA
1 CYTRYNA
1 GRUSZKA
1 MANGO
1 GARŚĆ ROSZPONKI
1 GARŚĆ OWOCÓW BORÓWKI AMERYKAŃSKIEJ
1 SZKLANKA WODY KOKOSOWEJ
½ AWOKADO
¼ ANANASA
75 G TOFU
KAWAŁEK ZIELONEGO OGÓRKA (OK. 10 CM)
3½ ŁYŻKI TAHINI LUB INNEGO MASŁA ORZECHOWEGO
1 ŁYŻECZKA SPIRULINY
1 SZCZYPTA CYNAMONU

ZDROWA KREW

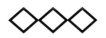

Z

ZDROWA KREW

Aby mieć zdrową krew, należy zadbać o szereg składników w naszej diecie. Dla większości osób pierwszym skojarzeniem jest żelazo – słusznie. Atom żelaza wchodzi bowiem w skład każdej cząsteczki hemoglobiny, czyli czerwonego barwnika przenoszącego tlen we krwi. Bez żelaza trudno byłoby budować nowe zapasy cząsteczek krwi. Do prawidłowego wchłaniania żelaza niezbędna jest z kolei witamina C. To duet, o którego obecność w naszej diecie powinniśmy dbać – np. jedząc bogate w żelazo jajka, do których możemy przygryzać paprykę lub rzeżuchę. Kto oglądał fenomenalny animowany serial „Było sobie życie", kojarzy z pewnością tłumy czerwonych stworków, które nosiły na plecach pęcherzyki powietrza. To właśnie cząsteczki hemoglobiny. Zamiana jednego atomu żelaza na atom magnezu daje nam zieloną cząsteczkę roślinnego barwnika – chlorofilu. Dlatego następnym ważnym w procesie krwiotwórstwa składnikiem diety są zielone rośliny. Jest to niemalże półprodukt naszych komórek krwi. Kolejnymi składnikami niezbędnymi do prawidłowego krwiotworzenia są kwas foliowy oraz witamina B_{12}.

Kwas foliowy to składnik, którego często brakuje w naszej diecie. Odpowiednie stężenie tego kwasu w organizmie jest niezbędne w szczególności w okresie ciąży, dlatego tak ważna jest jego suplementacja przez kobiety ciężarne. Osoby stosujące dietę bezmięsną powinny zadbać o suplementację witaminy B_{12}, ponieważ jej ustrojowe zapasy szybko się wyczerpują. Niedobory B_{12} powodują zmęczenie, pogorszenie koncentracji oraz nieprzyjemne objawy ze strony układu nerwowego: drętwienia i mrowienia.

Kawa i herbata utrudniają wchłanianie żelaza oraz kwasu foliowego, dlatego pijmy je co najmniej godzinę przed spożyciem koktajlu lub godzinę po.

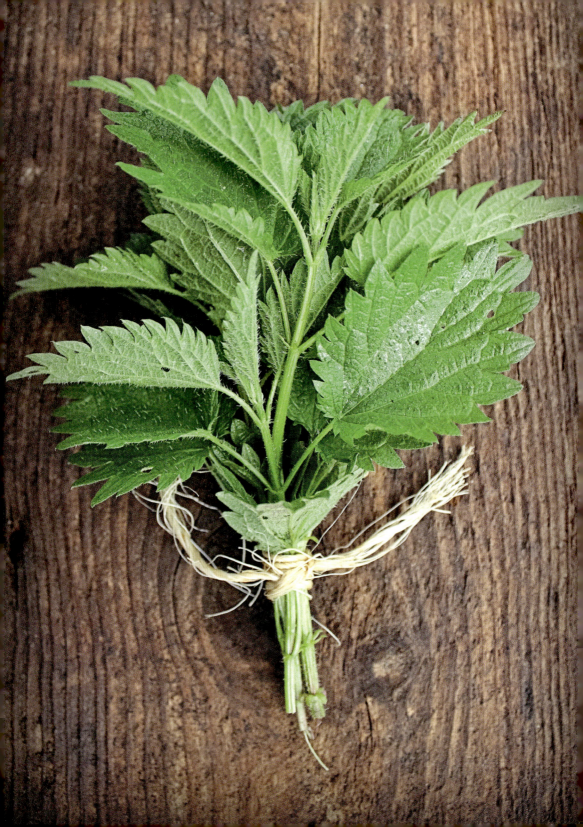

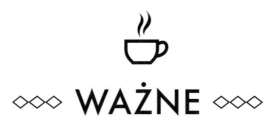

◇◇◇ WAŻNE ◇◇◇

POKRZYWOWY ROZTWÓR

Jeżeli trafisz do lasu albo w inne miejsce, gdzie rośnie wolna od zanieczyszczeń powietrza pokrzywa, zbierz ją (pamiętając o rękawiczkach!). W domu opłucz pokrzywę i zmiksuj z niewielką ilością wody. Przecedź roztwór przez sitko i trzymaj go w butelce, codziennie pijąc jedną łyżkę. Możesz dodawać roztwór do wody z cytryną.

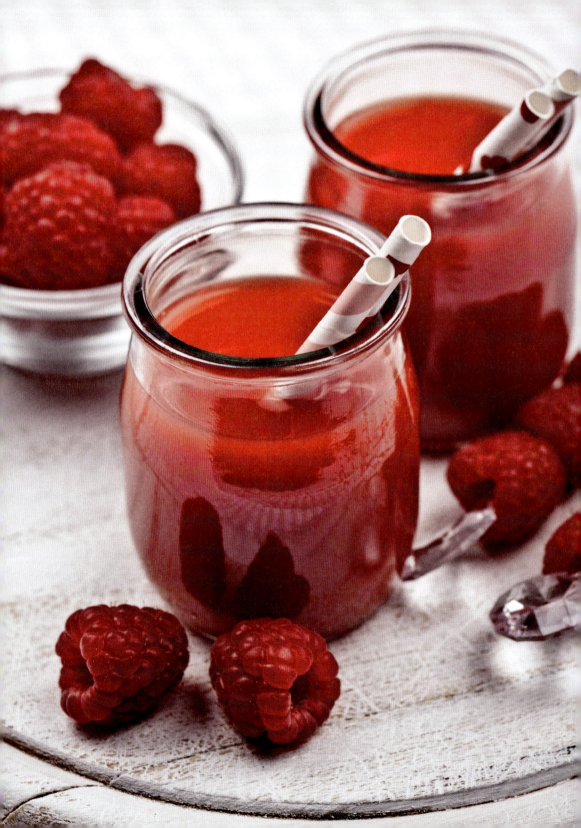

ZDROWA KREW

BOTWINKA WPUSZCZONA W MALINY

5 ŁODYG BOTWINY
4 ŁODYGI SELERA NACIOWEGO
½ MANGO
½ SZKLANKI MALIN
ODROBINA WODY

Botwinkę, seler, mango i maliny wyciskamy w wyciskarce do soków lub sokowirówce bądź miksujemy. Dodajemy odrobinę wody i mieszamy.

BOTWINKA

oczyszcza i odkwasza krew. Fantastycznie działa na proces krwiotwórczy, ponieważ zawiera dużo żelaza, ułatwiającej jego wchłanianie witaminy C oraz chlorofilu, który ma budowę chemiczną różniącą się jednym pierwiastkiem od czerwonego barwnika krwi – hemoglobiny.

PIETRUSZKA-
-BABUSZKA

1 PĘCZEK NATKI PIETRUSZKI
1 JABŁKO
1 POMARAŃCZA
½ SZKLANKI WODY

Natkę, jabłko oraz pomarańczę wyciskamy w wyciskarce do soków, sokowirówce lub miksujemy.

NATKA PIETRUSZKI

jest bombą żelaza i witaminy C, dzięki której jesteśmy w stanie pokonać anemię w ciągu miesiąca! Można dodawać ją do sałatek lub kanapek – ale zmiksowana jest łatwiej strawna i przyjemniejsza do spożycia. 100 gramów natki pietruszki zawiera 6,2 mg żelaza – podczas gdy wołowina ma jej zaledwie 2,6 mg w 100 gramach.

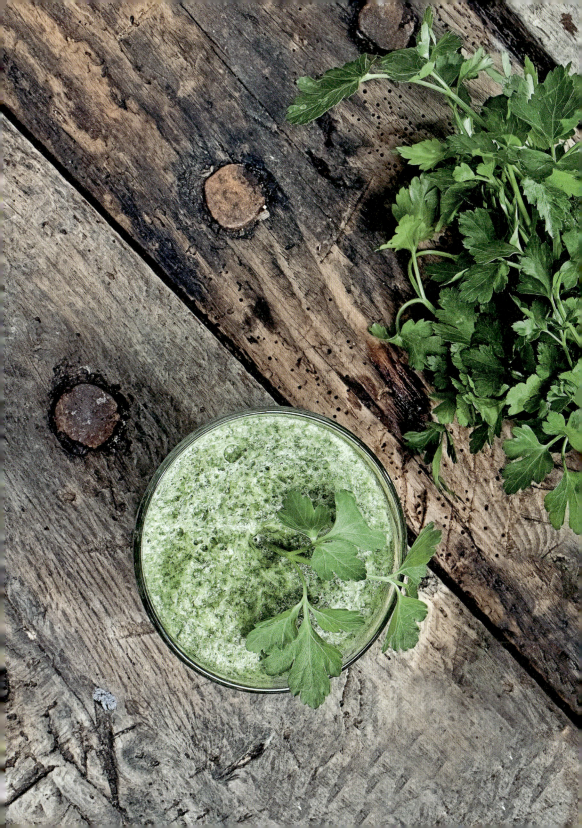

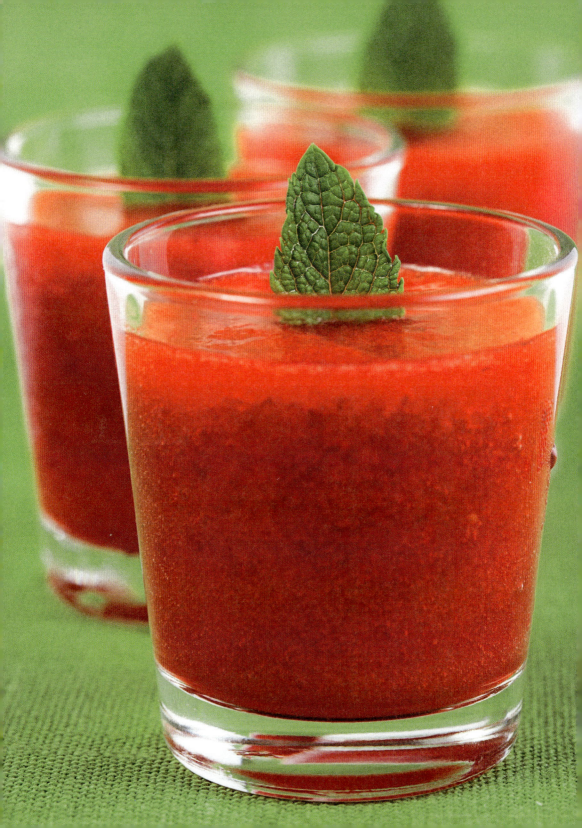

MŁODA POKRZYWA

5 ŁODYG MŁODEJ POKRZYWY
1 POMARAŃCZA
10 TRUSKAWEK
4 ŁODYGI BOTWINY
½ MANGO
100 ML WODY

Z pomarańczy wyciskamy sok, dodajemy pokrzywę, truskawki, botwinę, mango oraz wodę i miksujemy.

POKRZYWA

ma bardzo cenne właściwości odżywcze i działanie lecznicze – jest bowiem bogata w sole mineralne i witaminy. Jest niezwykle pomocna w walce z kamicą nerkową i artretyzmem. Świetnie leczy tzw. pokrzywki na skórze. Przyspiesza również przemianę energii i ma silne działanie bakteriobójcze.

KWASSS FOLIOWY

2 GARŚCIE SZPINAKU
2 NEKTARYNKI
1 POMARAŃCZA

Z pomarańczy wyciskamy sok,
dodajemy nektarynki, szpinak i miksujemy.

Zarówno **SZPINAK,**
jak i **POMARAŃCZE**
są świetnym źródłem kwasu foliowego.
Jest on niezbędny w procesie regulacji tworzenia
oraz dojrzewania czerwonych krwinek.

BURACZKOWA KREW

1 ŚREDNIEJ WIELKOŚCI BURAK
½ SZKLANKI TRUSKAWEK
1 POMARAŃCZA
100 ML WODY

Burak, truskawki oraz pomarańczę wyciskamy w wyciskarce do soków lub sokowirówce. Dodajemy wodę i mieszamy.

BARWNIKI Z BURACZKÓW
czterokrotnie przyspieszają przyswajanie tlenu przez komórki, dzięki czemu nasz organizm po takim napoju jest wydolny i wolniej się męczy.

TU WCALE NIE MA OGÓRKA

1 POMARAŃCZA
1 JABŁKO
1 CZERWONA PAPRYKA
1 FILIŻANKA LISTKÓW POKRZYWY
1 SZKLANKA WODY

Pomarańczę, paprykę, pokrzywę i jabłko wyciskamy w wyciskarce do soków lub sokowirówce. Dodajemy odrobinę wody i mieszamy. Wodą przepłukujemy pojemnik urządzenia, po czym dodajemy ją do koktajlu. Mieszamy.

CZERWONA PAPRYKA

zawiera kilkukrotnie więcej witaminy C niż cytryna. Zarówno ona, jak i rutyna chronią naczynia krwionośne przed pękaniem i zapobiegają krwotokom. Polecana jest zarówno w przypadku regularnych krwotoków, np. z nosa, jak i do złagodzenia menstruacji.

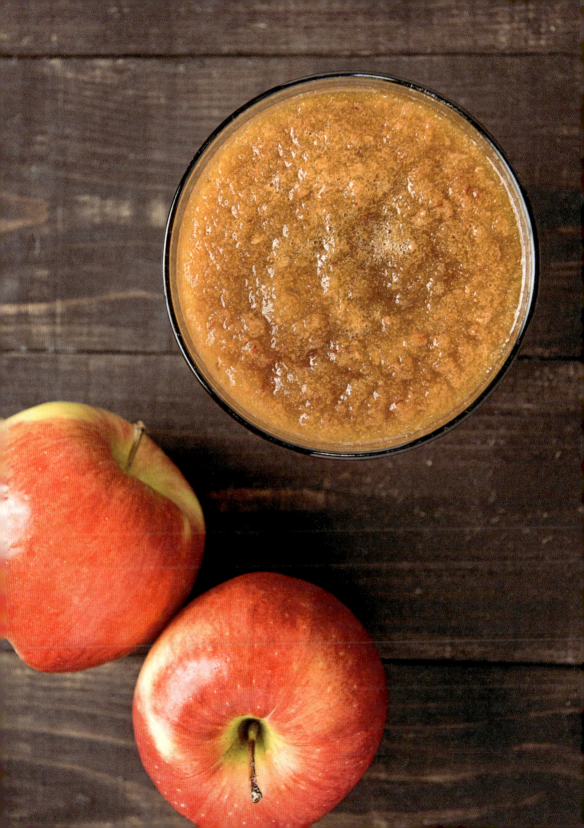

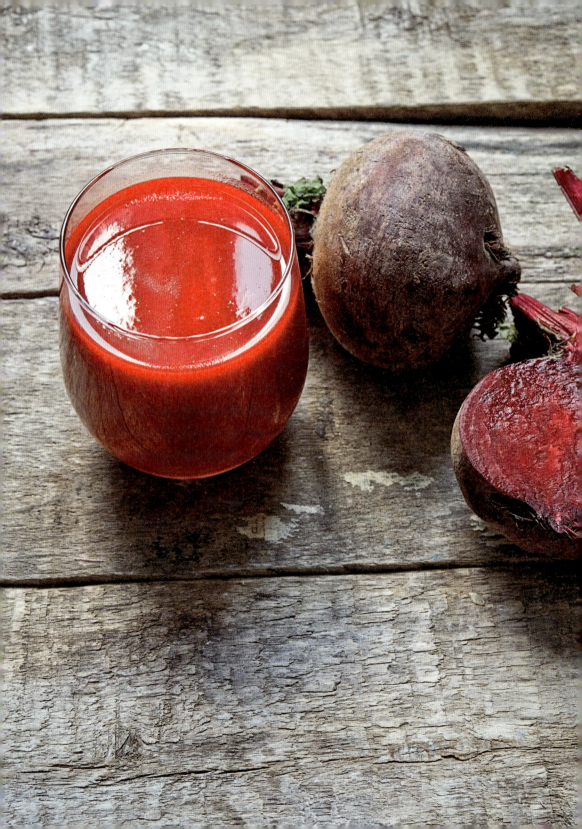

BURAK GREJPFRUTOWĄ PORĄ

1 ŚREDNIEJ WIELKOŚCI BURAK
1 GREJPFRUT
½ MELONA
EW. GARŚĆ MALIN

Burak, grejpfrut oraz ew. maliny i melon wyciskamy w wyciskarce do soków lub sokowirówce.

GREJPFRUTY

korzystnie działają na krew. Sprzyjając obniżeniu poziomu cholesterolu i trójglicerydów, działają ochronnie na ściany naczyń krwionośnych, a dzięki dużej zawartości witaminy C i beta-karotenu zmniejszają ryzyko miażdżycy.

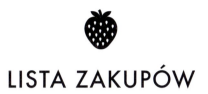

LISTA ZAKUPÓW

9 ŁODYG BOTWINY
5 POMARAŃCZY
5 ŁODYG MŁODEJ POKRZYWY
1 FILIŻANKA LISTKÓW POKRZYWY
4 ŁODYGI SELERA NACIOWEGO
2 JABŁKA
2 GARŚCIE SZPINAKU
2 NEKTARYNKI
2 ŚREDNIEJ WIELKOŚCI BURAKI
2½ SZKLANKI TRUSKAWEK
1 MANGO
1 PĘCZEK NATKI PIETRUSZKI
1 CZERWONA PAPRYKA
1 GREJPFRUT
½ MELONA
½ SZKLANKI MALIN
(+EW. ½ SZKLANKI)

POTĘGA MIŁOŚCI

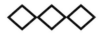

POTĘGA MIŁOŚCI

Czy jest w życiu coś ważniejszego niż miłość? Taka, która uskrzydla, dodaje energii i chęci do działania? Wspaniale, gdy jest to uczucie spełnione i odwzajemnione. Czasem można jednak korzystać z – jak to określił mój przyjaciel – trzydniowej miłości. Do osoby, której nawet nie znamy. Kogoś, kto uśmiechnął się do nas, uruchamiając na kilka dni naszą wyobraźnię. Znacie takie uczucie? Dopełnieniem miłości, może nie tej trzydniowej, ale nieco poważniejszej, jest seks. Czasem jednak stają nam na przeszkodzie codzienność, stres, zmęczenie i niedobory żywieniowe... Mimo to nie warto się martwić, ludzie od niepamiętnych czasów znają i stosują afrodyzjaki – czyli substancje, które wzmagają potencję i popęd seksualny.

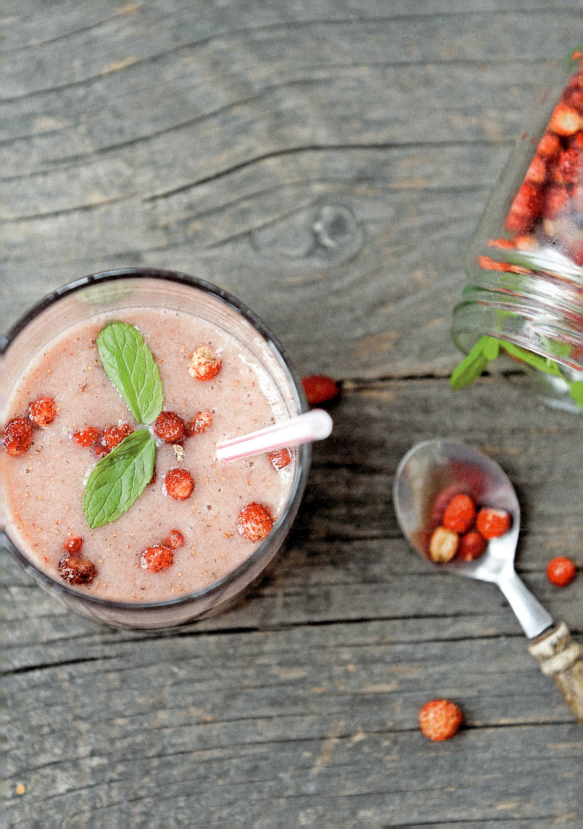

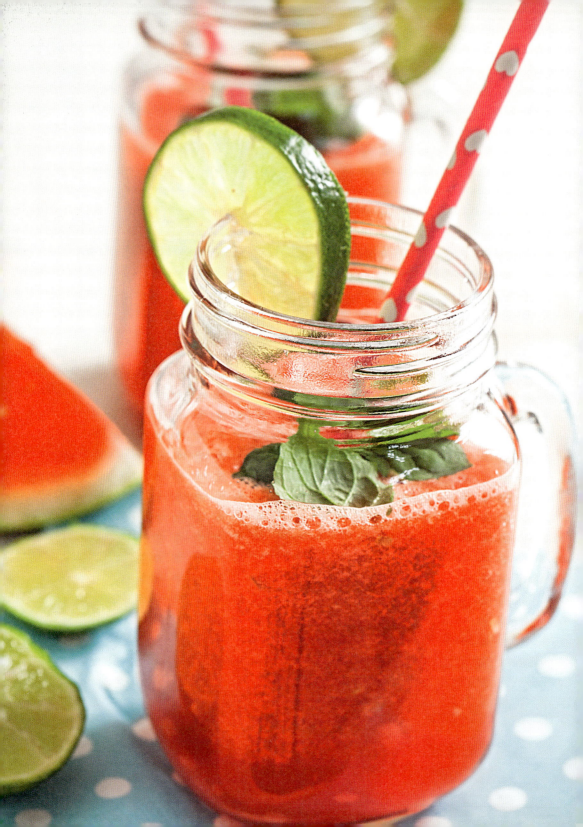

POTĘGA MIŁOŚCI

SKRADZIONY ARBUZIAK

2 MORELE
1 FILIŻANKA POKROJONEGO W KOSTKĘ ARBUZA
1 LAMPKA BIAŁEGO WINA
EW. 1 ŁYŻECZKA MLECZKA PSZCZELEGO

Morele i arbuz miksujemy.
Dodajemy lampkę białego wina oraz
ew. mleczko pszczele, dokładnie mieszamy.

ARBUZ

jest bogatym źródłem cytruliny, aminokwasu
wykazującego działanie zbliżone do viagry.
Pochodne aminokwasu przyczyniają się do wzrostu stężenia
tlenku azotu we krwi, który rozszerza drobne naczynia krwionośne,
znajdujące się m.in. w ciałach jamistych prącia.

POTĘGA MIŁOŚCI

ZIELONO NAM

2 GARŚCIE ROSZPONKI
1 BRZOSKWINIA
1 FILIŻANKA POKROJONEGO W KOSTKĘ ARBUZA
1 ŁYŻECZKA SPIRULINY
SOK Z ½ CYTRYNY

Roszponkę, arbuza,
brzoskwinię oraz spirulinę miksujemy.
Dodajemy sok z cytryny i dokładnie mieszamy.

O dobroczynnym wpływie **ARBUZA**
na potencję świadczyć może rubaszne ludowe powiedzenie
„Nawet u starego Józka po arbuzie stanie kuśka"…

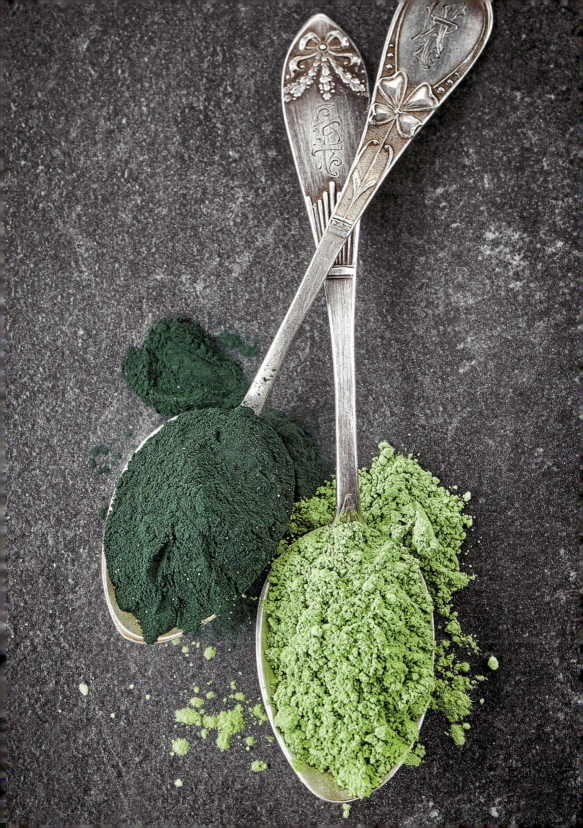

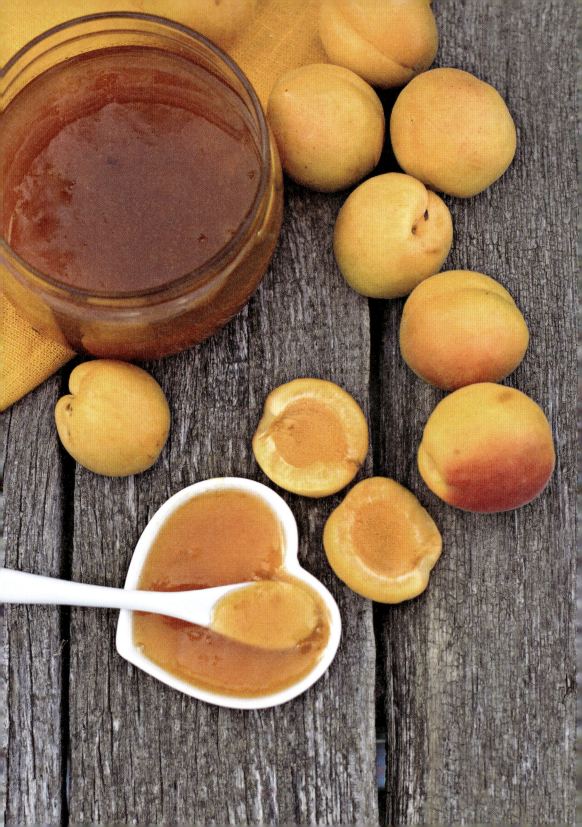

POTĘGA MIŁOŚCI

POKRZYWA ŻYWA

5 GAŁĄZEK MŁODEJ POKRZYWY
1 MORELA
½ LIMONKI
½ POMARAŃCZY
5 ŁYŻEK SOKU Z GRANATÓW

Pokrzywę, morelę, limonkę i pomarańczę wyciskamy w wyciskarce do soków lub sokowirówce. Dodajemy sok z granatów i dokładnie mieszamy.

SOKOWI Z GRANATÓW

przypisuje się zdolność zwiększania doznań erotycznych. Składniki w nim zawarte redukują złogi cholesterolu i zwapnienia w naczyniach krwionośnych, a co za tym idzie, poprawiają przepływ krwi oraz dodatkowo obniżają ciśnienie.

DIRTY DANCING

1 LAMPKA BIAŁEGO WINA
1 POMARAŃCZA
5 ŁYŻEK SOKU Z GRANATÓW

Pomarańczę wyciskamy w wyciskarce do soków lub sokowirówce. Dodajemy białe wino oraz sok z granatów, dokładnie mieszamy.

W medycynie tybetańskiej **GRANATY** były podstawowym składnikiem leku na potencję. Owoce te zawierają składnik, który obniża poziom antygenu gruczołu krokowego, co ma korzystny wpływ na potencję, redukuje bowiem zaburzenia erekcji i pobudza libido.

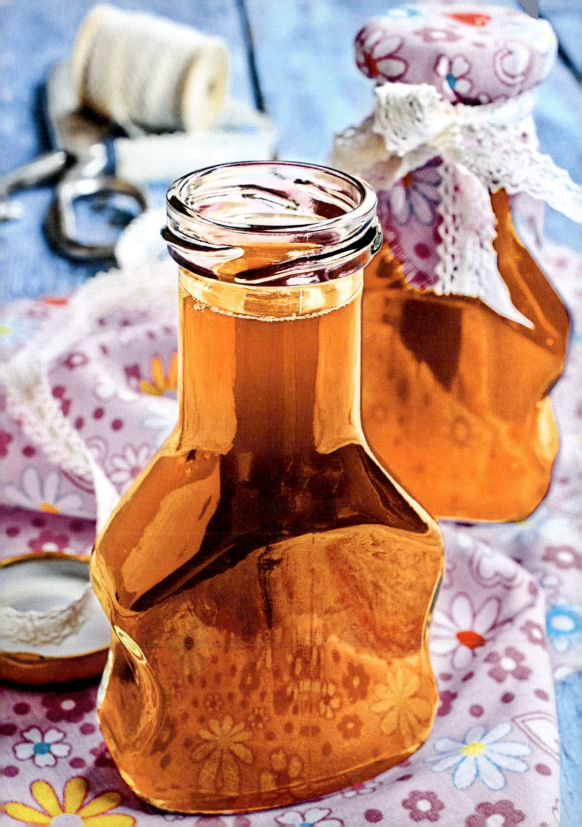

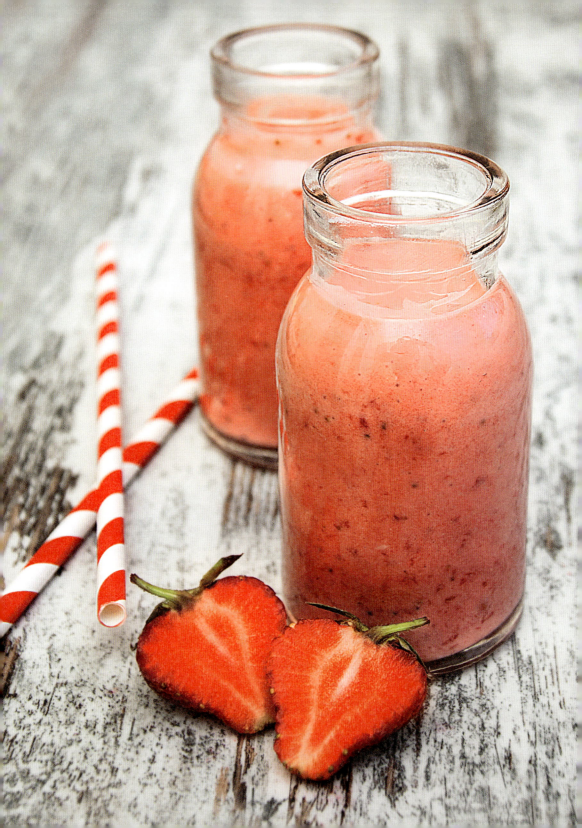

WŚRÓD DZIKICH RÓŻ

**100 G CZERWONEJ FASOLI
(UGOTOWANEJ LUB Z PUSZKI)
100 ML MLEKA ROŚLINNEGO
3 ŚLIWKI
½ SZKLANKI TRUSKAWEK
1 ŁYŻECZKA KONFITURY Z PŁATKÓW RÓŻ**

Czerwoną fasolę, śliwki, truskawki i konfiturę miksujemy. Dodajemy mleko roślinne i dokładnie mieszamy.

CZERWONA FASOLA

jest źródłem cynku, który odpowiada za produkcję testosteronu i prawidłowe funkcjonowanie prostaty. Stres i zmęczenie przyczyniają się do uszczuplenia zasobów tego pierwiastka, dlatego warto pamiętać o jego regularnym uzupełnianiu.

SEÑORITA W POMARAŃCZACH

1 POMARAŃCZA
1 LIMONKA
1 CYTRYNA
1 BUTELKA CZERWONEGO WYTRAWNEGO WINA

Limonkę, cytrynę i pomarańczę wyciskamy w wyciskarce do soków lub sokowirówce. Dodajemy czerwone wino, dokładnie mieszamy.

Mówi się, że **CZERWONE WINO** to pożądanie w płynie. Uważaj, jego przedawkowanie może przynieść odwrotny efekt.

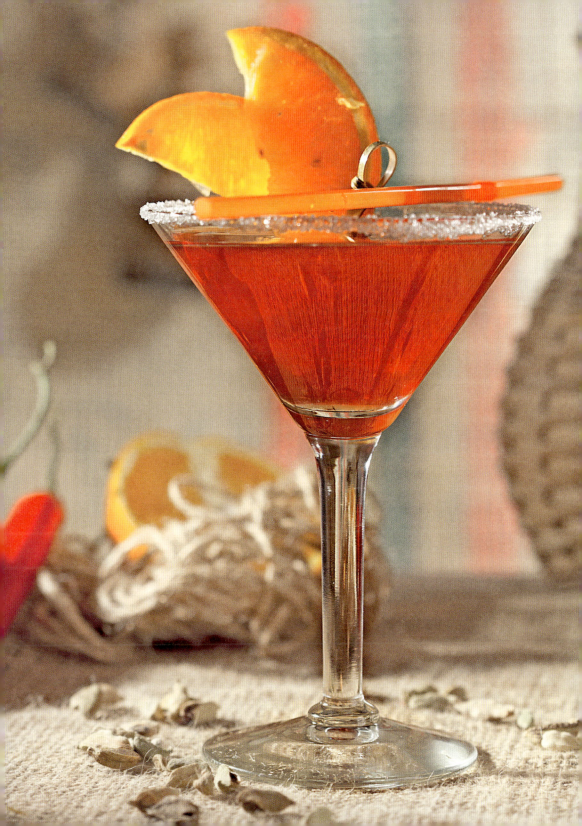

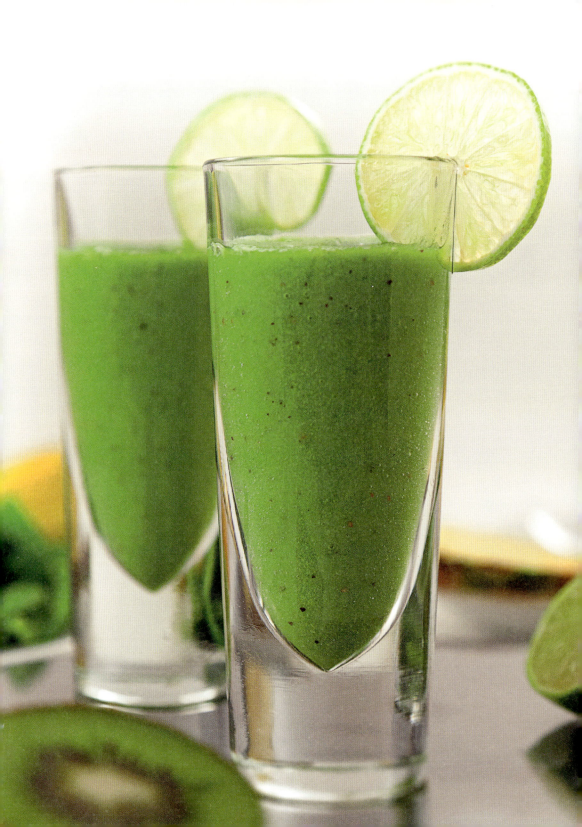

SZAFRANOWE LOVE

4 LIŚCIE KAPUSTY PEKIŃSKIEJ
1 GARŚĆ JARMUŻU
1 BANAN
1 KIWI
1 SZCZYPTA SZAFRANU
1 SZKLANKA WODY

Kapustę pekińską, jarmuż, banan oraz kiwi miksujemy. Dodajemy wodę oraz szczyptę szafranu i dokładnie mieszamy. Kiwi należy dodać w ostatniej chwili – jego rozdrobnione pestki mogą nadać koktajlowi goryczy.

SZAFRAN,
najdroższa przyprawa świata, pomaga regulować gospodarkę hormonalną organizmu. W wielu kulturach ceniony jako afrodyzjak – potwierdziły to badania kanadyjskich naukowców z University of Guelph w Ontario, wykazując, że może być pomocny w zaburzeniach erekcji.

LISTA ZAKUPÓW

5 GAŁĄZEK MŁODEJ POKRZYWY
4 LIŚCIE KAPUSTY PEKIŃSKIEJ
3 ŚLIWKI
3 MORELE
2½ POMARAŃCZY
2 GARŚCIE ROSZPONKI
2 LAMPKI BIAŁEGO WINA
2 FILIŻANKI POKROJONEGO W KOSTKĘ ARBUZA
1½ LIMONKI
1 BUTELKA CZERWONEGO WYTRAWNEGO WINA
1 GARŚĆ JARMUŻU
1 CYTRYNA, 1 BANAN, 1 KIWI
1 BRZOSKWINIA
½ SZKLANKI TRUSKAWEK
100 G CZERWONEJ FASOLI (UGOTOWANEJ LUB Z PUSZKI)
100 ML MLEKA ROŚLINNEGO
10 ŁYŻEK SOKU Z GRANATÓW
1 SZCZYPTA SZAFRANU
1 ŁYŻECZKA SPIRULINY
1 ŁYŻECZKA KONFITURY Z PŁATKÓW RÓŻ
EW. 1 ŁYŻECZKA MLECZKA PSZCZELEGO

WYŻSZY POZIOM WTAJEMNICZENIA

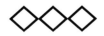

KOKTAJLE Z SUPERFOODS

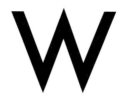

WYŻSZY POZIOM WTAJEMNICZENIA – KOKTAJLE Z SUPERFOODS

Superjedzenie to naturalne i nieprzetworzone produkty, które zawierają wiele cennych dla naszego organizmu składników.

Nasza codzienna dieta z roku na rok staje się coraz uboższa w składniki odżywcze. Dzieje się tak między innymi ze względu na zmianę sposobu upraw roślin – producentom zależy przede wszystkim na wydajności i efektywności produkcji. Rolnicy zmuszeni przez dużych producentów do obniżenia kosztów rezygnują z szerokiego urozmaicenia gatunków i ograniczają się do najwydajniejszych monokulturowych upraw.

Superjedzenie powinno zawierać przynajmniej jeden składnik wyraźnie i pozytywnie oddziałujący na nasz organizm. Nie muszą to być produkty pochodzące z drugiego końca świata, jak australijski miód manuka czy jagody acai z Ameryki Południowej. Wystarczy choćby wspomnieć o przebogatych w fitoskładniki, antyoksydanty, witaminy i minerały zielonych roślinach, takich jak jarmuż czy brokuł. Pamiętajmy o naszych leśnych jagodach i świeżym oleju lnianym, który jest bogatym źródłem niezbędnych nienasyconych kwasów tłuszczowych z grupy omega-3. Albo kiszone warzywa – które dostarczają nam ogromną ilość wspierających odporność i funkcjonowanie przewodu pokarmowego bakterii kwasu mlekowego. Zachęcam Was do samodzielnego poszukiwania superskładników, takich jak młode pędy sosny, łodygi pokrzywy i mniszka lekarskiego czy sok z kiszonych buraków.

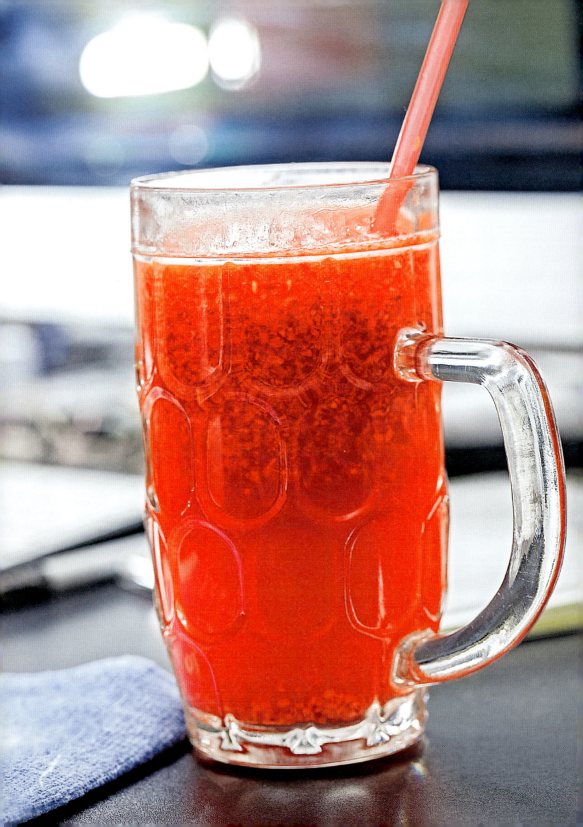

ZDROWY JAK MIÓD

5 ŁODYG MŁODEJ POKRZYWY
1 GARŚĆ TRUSKAWEK
½ CYTRYNY
½ SZKLANKI WODY
3 ŁYŻKI MIODU Z MNISZKA LEKARSKIEGO
(PRZEPIS NA MIÓD NA STRONIE 203)

Łodygi pokrzywy i cytrynę wyciskamy w wyciskarce do soków lub sokowirówce. Sok miksujemy z truskawkami i miodem z mniszka lekarskiego.

SYROP Z KWIATÓW MNISZKA LEKARSKIEGO

jest fantastycznym lekarstwem na kaszel i ból gardła, wykazuje również działanie odtruwające i przeciwmiażdżycowe.

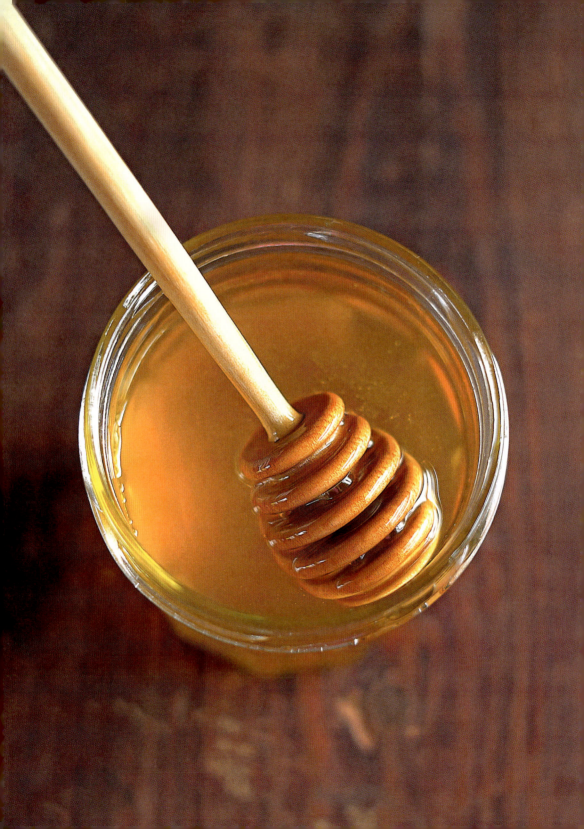

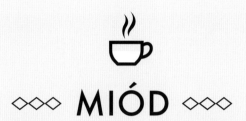

MIÓD

MIÓD Z MNISZKA LEKARSKIEGO Z PRZEPISU MARII TREBEN

Cztery kopiaste garści kwiatów mniszka zalewamy zimną wodą (1 l) i podgrzewamy całość do stanu wrzenia. Następnie odstawiamy garnek z wywarem na noc. Rano przecedzamy przez sito – należy pamiętać o dobrym wyciśnięciu kwiatów. Do soku dodajemy 1 kg cukru i ½ cytryny pokrojonej w plasterki. Wywar podgrzewamy w garnku bez pokrywki na maleńkim ogniu, aby nie dopuścić do zagotowania, do momentu, w którym osiągnie gęstą konsystencję syropu. Zlewamy go do wyparzonych słoiczków i szczelnie zamykamy, następnie odwracamy je do góry dnem do momentu, aż nie ostygną, a pokrywki się nie zassą. Polecam małe słoiczki.

JABŁKO NA SOŚNIE

1 JABŁKO
1 POMARAŃCZA
½ SZKLANKI LEMONIADY Z PĘDÓW SOSNY
(PRZEPIS NA LEMONIADĘ NA STRONIE 207)

Jabłko i pomarańczę wyciskamy
w wyciskarce do soków lub sokowirówce.
Do soku dodajemy lemoniadę z pędów sosny
i dokładnie mieszamy.

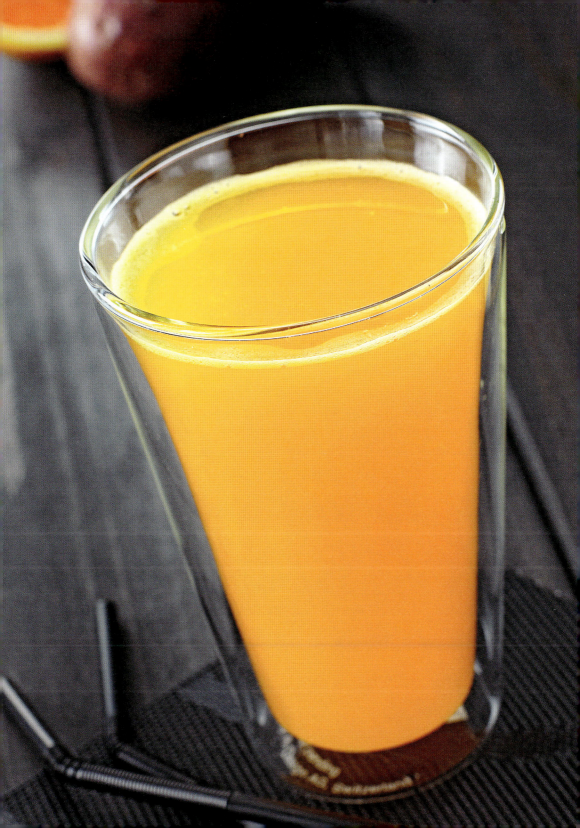

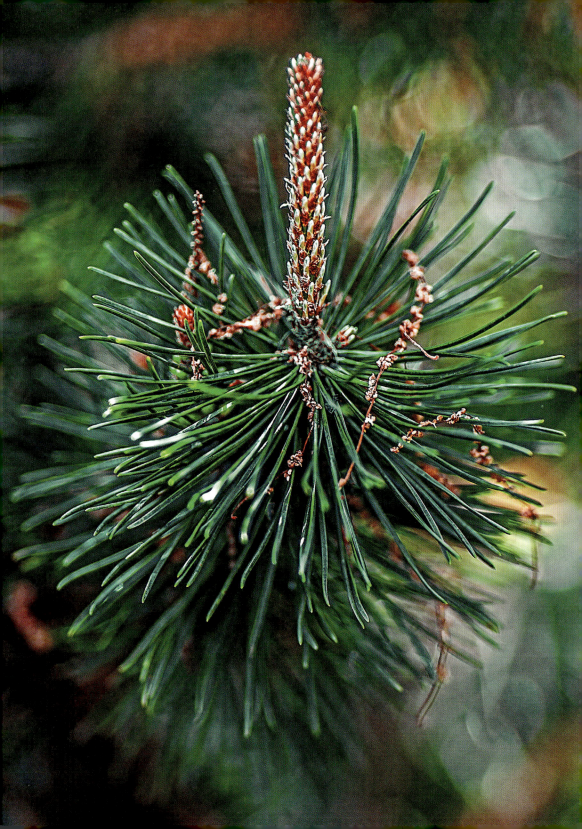

LEMONIADA
Z PĘDÓW SOSNY

1 SZKLANKA MŁODYCH PĘDÓW SOSNY
(NAJLEPIEJ ZBIERAĆ JE W MAJU)
2 SZKLANKI WODY

Pędy sosny dokładnie myjemy i oczyszczamy z brązowych łusek (trudno byłoby je zmiksować, a ponadto mogą dać posmak żywicy). Następnie zalewamy je wodą i miksujemy całość około 1 minuty, po czym uzyskany płyn przecedzamy przez sitko. Napój ma słodko-kwaśny smak – im pędy są starsze, tym silniejszy jest posmak żywicy.

LEMONIADA Z PĘDÓW SOSNY jest przebogata w witaminę C, działa antywirusowo, wzmacnia odporność oraz poprawia funkcjonowanie górnych dróg oddechowych. Zawarte w pędach substancje goryczowe polecane są rekonwalescentom i osobom osłabionym.

LECZNICZA SŁODYCZ

1 GARŚĆ MŁODYCH LIŚCI MNISZKA LEKARSKIEGO
1 BANAN
1 POMARAŃCZA
1 ŁYŻECZKA PYŁKU KWIATOWEGO

Pomarańczę i liście mniszka lekarskiego wyciskamy w wyciskarce do soków lub sokowirówce. Do soku dodajemy banan i pyłek kwiatowy. Wszystkie składniki miksujemy.

MNISZEK LEKARSKI, jak sama nazwa wskazuje, jest rośliną o właściwościach terapeutycznych, mimo że najczęściej kojarzy się nam z tępionym chwastem lub z dmuchawcami. Jego liście to bogate źródło flawonoidów, karotenoidów, witaminy C oraz dużych ilości krzemu.

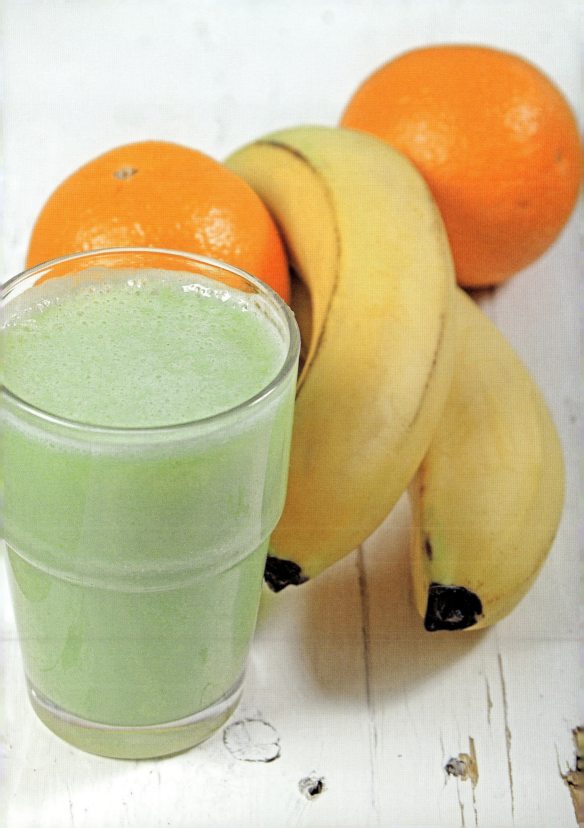

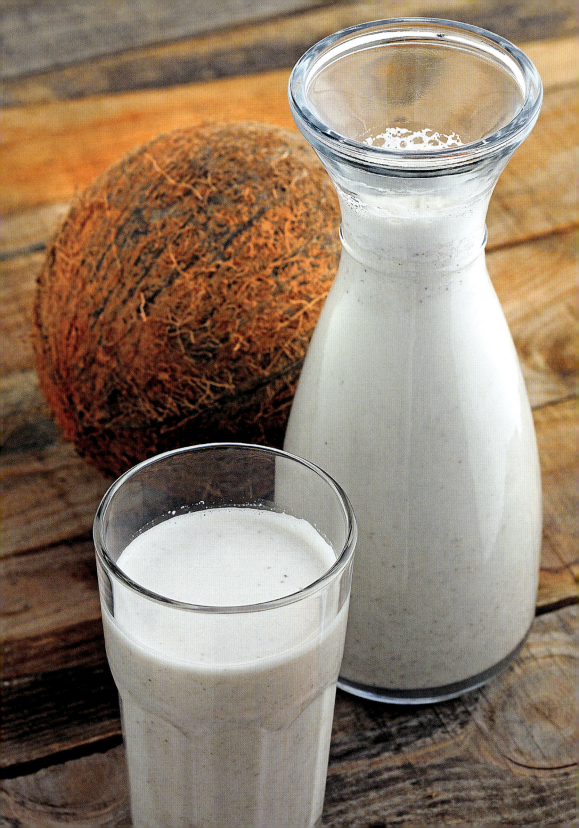

JAK KOKOS Z KONOPI

1 GRUSZKA
1 ŁYŻKA ŁUSKANEGO ZIARNA KONOPI
100 ML MLEKA KOKOSOWEGO

Gruszkę i ziarna konopi miksujemy.
Dodajemy mleko kokosowe
i dokładnie mieszamy.

ZIARNO KONOPNE otrzymywane jest z legalnych odmian konopi. Jest bardzo bogate w łatwostrawne białko, niezbędne nienasycone kwasy tłuszczowe, w tym omega-3 oraz kwas gamma-linolenowy, który utrzymuje prawidłową strukturę skóry i włosów.

MORWA NAĆ!

1 GRUSZKA
1 JABŁKO
1 GARŚĆ OWOCÓW MORWY BIAŁEJ
1 KAWAŁEK IMBIRU
½ BROKUŁU Z ŁODYŻKĄ
½ PĘCZKA NATKI PIETRUSZKI
½ SZKLANKI WODY

Owoce morwy białej namaczamy w wodzie na kilka minut. Jabłko, gruszkę, imbir, brokuł, natkę pietruszki i namoczone owoce morwy miksujemy.

BROKUŁY
są warzywami o nieprawdopodobnie bogatym składzie, zawierają witaminy, minerały i fitozwiązki, chroniące przed nowotworami, wrzodami żołądka czy anemią.

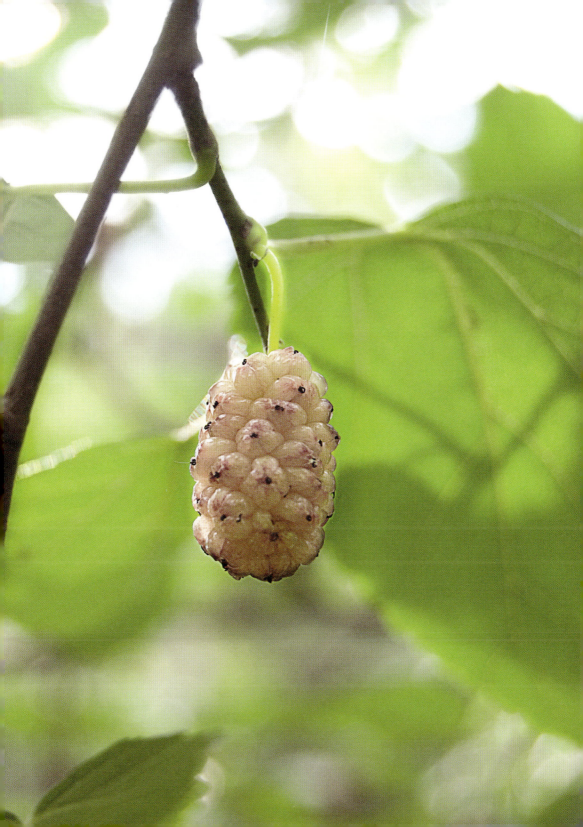

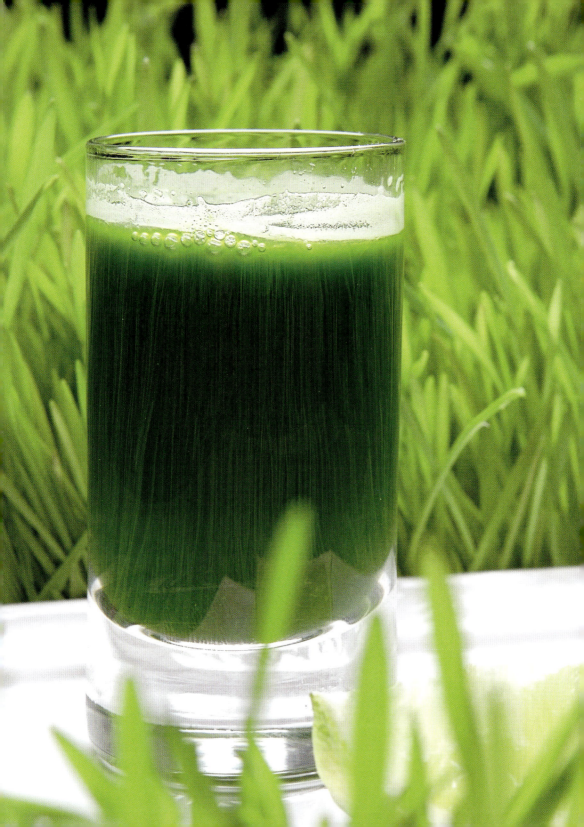

CZYSTE MORZE

1 PĘCZEK NATKI PIETRUSZKI
1 CZERWONA PAPRYKA
1 POMARAŃCZA
2 G CHLORELLI

Paprykę, natkę pietruszki i pomarańczę wyciskamy w wyciskarce do soków lub sokowirówce. Dodajemy chlorellę i dokładnie mieszamy.

CHLORELLA

jest algą morską, która zasłużyła na miano superjedzenia dzięki swoim oczyszczającym właściwościom. Wiąże szkodliwe substancje w naszym organizmie, a dodatkowo wspiera mikroflorę w naszych jelitach, działa przeciwzapalnie i przyspiesza gojenie ran.

WYŻSZY POZIOM WTAJEMNICZENIA – KOKTAJLE Z SUPERFOODS

ŚNIADANIE STASIA

1 GARŚĆ OWOCÓW BORÓWKI AMERYKAŃSKIEJ
3 ŁYŻKI PŁATKÓW OWSIANYCH
2 ŁYŻKI JAGÓD GOJI
1 ŁYŻKA ZARODKÓW PSZENNYCH STABILIZOWANYCH
1 SZKLANKA MLEKA RYŻOWEGO
1 SZKLANKA WODY

Płatki owsiane moczymy w ½ szklanki wrzątku, a jagody goji – w ½ szklanki ciepłej wody przez kilka minut. Następnie miksujemy je z zarodkami pszennymi, owocami borówki amerykańskiej i mlekiem ryżowym.

Niektórzy mówią, że **JAGODY GOJI** są najzdrowszymi owocami świata. To delikatna przesada, bo nasze jagody, borówki i truskawki też są bardzo wartościowe. Nie można jednak odmówić tym azjatyckim owocom składu bogatego w przeciwutleniacze, witaminy, minerały i pierwiastki śladowe.

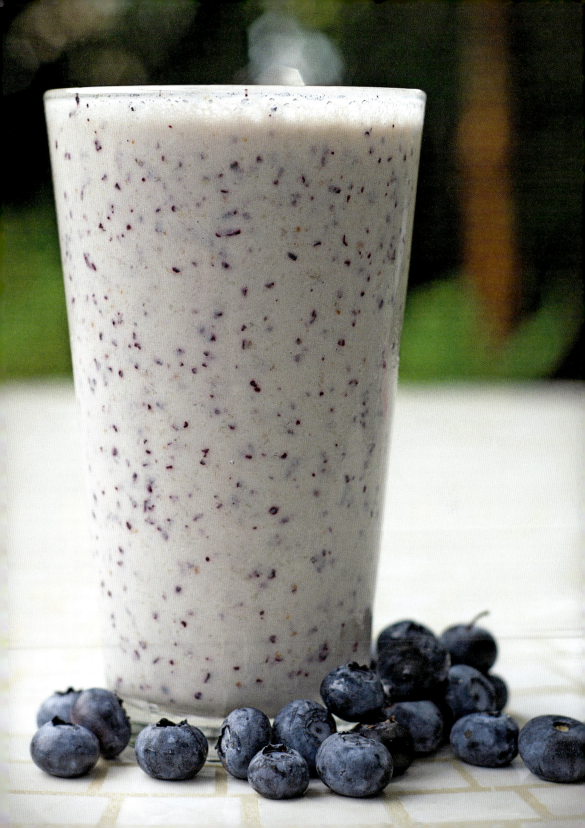

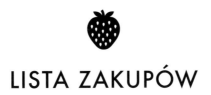

LISTA ZAKUPÓW

5 ŁODYG MŁODEJ POKRZYWY
4 KOPIASTE GARŚCIE KWIATÓW MNISZKA LEKARSKIEGO
3 POMARAŃCZE, 2 GRUSZKI, 2 JABŁKA
1 ½ PĘCZKA NATKI PIETRUSZKI
1 GARŚĆ OWOCÓW BORÓWKI AMERYKAŃSKIEJ
1 GARŚĆ OWOCÓW MORWY BIAŁEJ
1 GARŚĆ TRUSKAWEK
1 GARŚĆ MŁODYCH LIŚCI MNISZKA LEKARSKIEGO
1 KG CUKRU, 1 CYTRYNA, 1 BANAN
1 CZERWONA PAPRYKA
1 SZKLANKA MŁODYCH PĘDÓW SOSNY (NAJLEPIEJ ZEBRANYCH W MAJU)
1 SZKLANKA MLEKA RYŻOWEGO
½ BROKUŁU Z ŁODYŻKĄ
100 ML MLEKA KOKOSOWEGO
3 ŁYŻKI PŁATKÓW OWSIANYCH
2 ŁYŻKI JAGÓD GOJI
1 ŁYŻKA ZARODKÓW PSZENNYCH STABILIZOWANYCH
1 ŁYŻKA ŁUSKANEGO ZIARNA KONOPI
1 ŁYŻECZKA PYŁKU KWIATOWEGO
1 KAWAŁEK IMBIRU, 2 G CHLORELLI

KOKTAJLE NA CIEPŁO

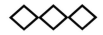

ZUPY KREMY

KOKTAJLE NA CIEPŁO – ZUPY KREMY

Przede wszystkim warto przygotować wywar – na zapas, na dni, gdy każda chwila będzie na wagę złota, a Ty będziesz marzyć o sycącym i rozgrzewającym posiłku.

Bierzemy duży garnek. Jeżeli chcemy ugotować wywar na mięsie, wrzucamy je do zimnej wody. Następnie dodajemy wszystkie warzywa, jakie mamy pod ręką. Podstawą jest oczywiście włoszczyzna – marchewka z nacią (można ją potem wyrzucić, ale co nam odda z wartości odżywczych i aromatu, to nasze!), pietruszka, seler, cebula, która musi być wcześniej spalona (dosłownie – kładziemy ją na palniku – gazowym lub elektrycznym – i opalamy, a potem wrzucamy do wywaru), kapusta, por (najlepiej, jeśli wcześniej został pokrojony w talarki i lekko podsmażony – wtedy jest bardziej aromatyczny), czosnek, cykoria, cukinia… Nie można zapomnieć o przyprawach: ziele angielskie, pieprz, liść laurowy. Gdy nasz wywar cudownie pachnie i smakuje, przelewamy wrzący płyn do słoików, aby się szczelnie zamknęły, lub zimny do woreczków, które zamrozimy. Włoszczyznę kroimy na sałatkę jarzynową (oprócz włoszczyzny potrzebujemy kawałek surowego pora, kiszonego ogórka, jajko na twardo, gotowanego ziemniaka, kwaśne i twarde jabłko oraz zielony groszek. Drobno pokrojone składniki doprawiamy odrobiną chrzanu, musztardy, soli i pieprzu, możemy również dodać majonez). Inny pomysł na gotowane warzywa z mięsem lub bez niego – po ich rozdrobnieniu możemy zrobić pyszne i bajecznie proste klopsy.

A teraz przyszła pora na zdradzenie mojego sekretnego dodatku do zup kremów… Ponieważ uwielbiam popcorn, przygotowuję miseczkę tego specjału i posypuję nim zupę zamiast grzanek… Dosłownie rozpływa się w ustach! Można również przygotować zdrowe grzanki: razowy chleb kroimy w kostkę, wkładamy go na blaszkę do piekarnika lub na suchą patelnię i podprażamy.

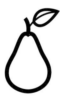

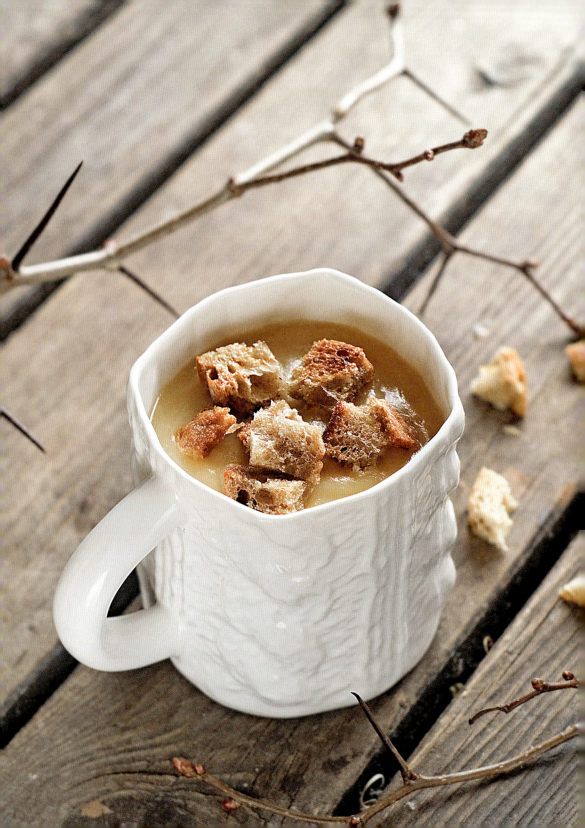

A TO SELER!

1 DUŻY SELER
1 CEBULA
2 ŁYŻKI MASŁA KLAROWANEGO
LUB OLEJU RZEPAKOWEGO
NIEWIELKA ILOŚĆ WYWARU
– W ZALEŻNOŚCI OD TEGO,
JAKĄ KONSYSTENCJĘ ZUPY WOLIMY
(PRZEPIS NA WYWAR – WE WSTĘPIE)

Cebulę kroimy w piórka, lekko solimy i szklimy
(tzn. doprowadzamy ją do stanu, gdy będzie
przezroczysta, ale jeszcze nie w kolorze złotym) na patelni.
Przekładamy do garnka. Następnie dodajemy odrobinę
tłuszczu na patelnię i lekko podsmażamy pokrojony
w kostkę (mniej więcej 1 cm na 1 cm) seler.
Gdy seler nieco zmięknie, dodajemy go do cebuli,
zalewamy wywarem i gotujemy około 20–30 minut,
aż będzie całkowicie miękki, następnie zupę
lekko studzimy i miksujemy.

PIECZARKA INACZEJ

200 G PIECZAREK
1 CEBULA
1 ZIEMNIAK
1 ŁYŻKA MASŁA KLAROWANEGO
1 ŁYŻKA ŚMIETANY ZAKWASZANEJ
NATKA PIETRUSZKI DO SMAKU
1 SZKLANKA WYWARU

Pieczarki kroimy na plasterki i podduszamy na maśle klarowanym, to samo robimy z cebulą pokrojoną w piórka. W wywarze gotujemy ziemniaka, dodajemy pieczarki (kilka najładniejszych części można zostawić do dekoracji) i cebulę – miksujemy wszystkie składniki. Na talerzu dodajemy śmietanę i posypujemy danie poszatkowaną natką pietruszki.

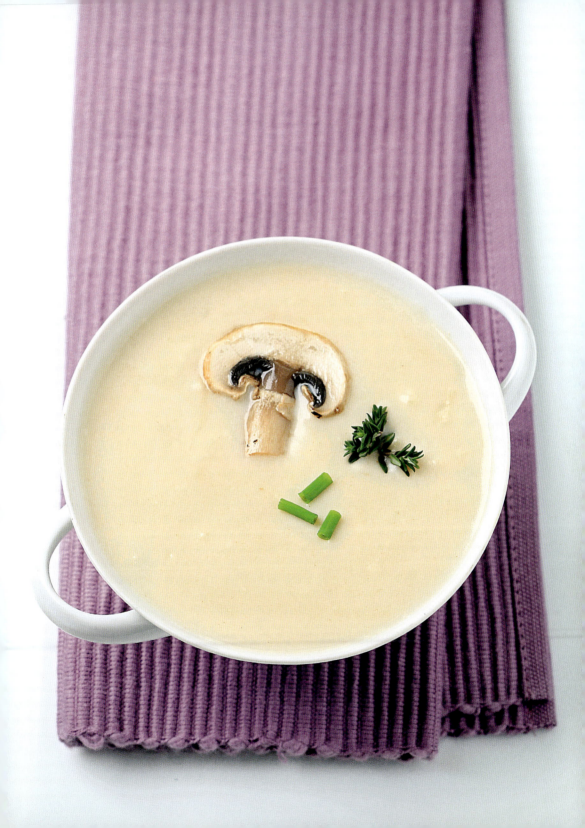

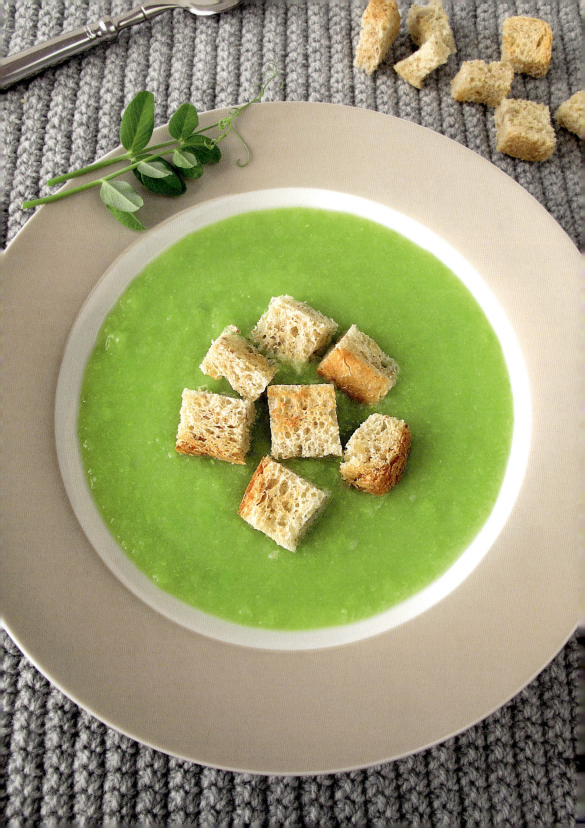

KSIĘŻNICZKA NA ZIARNKU GROSZKU

100 G ZIELONEGO GROSZKU
(ŚWIEŻEGO LUB KONSERWOWEGO)
1 MAŁA CEBULA
1 ŁYŻKA OLEJU RZEPAKOWEGO
½ ŁYŻECZKI CURRY
½ SZKLANKI WYWARU

Cebulę kroimy w piórka, lekko solimy i szklimy na patelni. Przekładamy ją do garnka, dodajemy zielony groszek oraz wywar i gotujemy około 15 minut. Jeżeli groszek jest świeży, można go chwilę podsmażyć razem z cebulą – to wzmocni jego aromat. Jeśli korzystamy z groszku konserwowego, musimy dokładnie wypłukać zalewę. Zupę lekko studzimy, następnie miksujemy i doprawiamy curry.

Zamiast **GROSZKU** w puszce można wybierać groszek w słoiku. Ten sposób przechowywania jest bardziej ekologiczny.

ZUPA NA KONIEC LATA

1 CUKINIA
1 CEBULA
2 ŁYŻKI PESTEK DYNI
1 ŁYŻKA OLEJU Z PESTEK DYNI
1 ŁYŻKA OLEJU LNIANEGO
SÓL I PIEPRZ DO SMAKU

Na suchej patelni podprażamy pestki dyni. Nie możemy zapomnieć o ich mieszaniu! Gdy pestki zaczną pęcznieć i „strzelać", przerzucamy je do miseczki. Cukinię obieramy i kroimy w plasterki. Na patelni na części tłuszczu poddusimy ją lekko, soląc – ważne, aby część wody z cukinii odparowała. Następnie przerzucamy cukinię do blendera lub miksera, a na patelnię wraz z resztą tłuszczu przekładamy cebulę pokrojoną w piórka, którą lekko solimy i szklimy. Miksujemy wszystkie warzywa, zupę posypujemy na talerzu pestkami dyni i polewamy danie olejem lnianym.

Prażenie i odwodnienie **PESTEK** poprawia ich smak i zwiększa przyswajalność składników odżywczych.

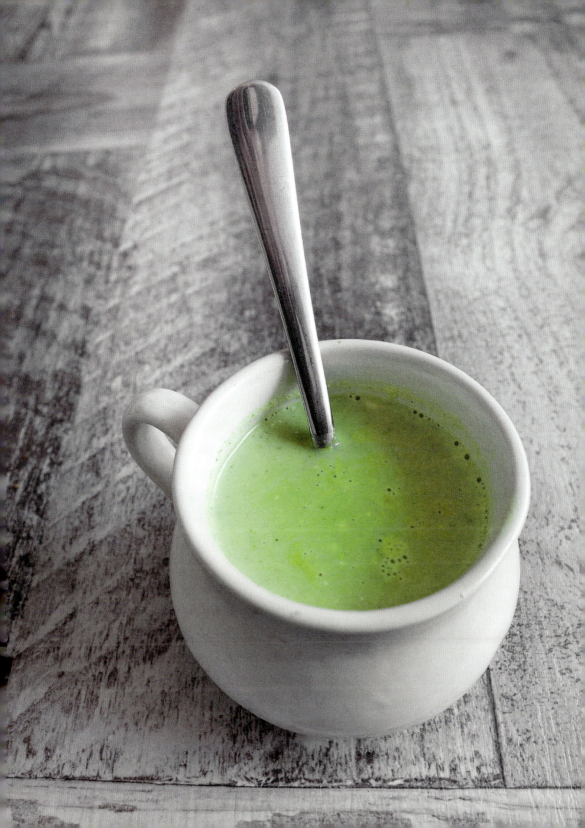

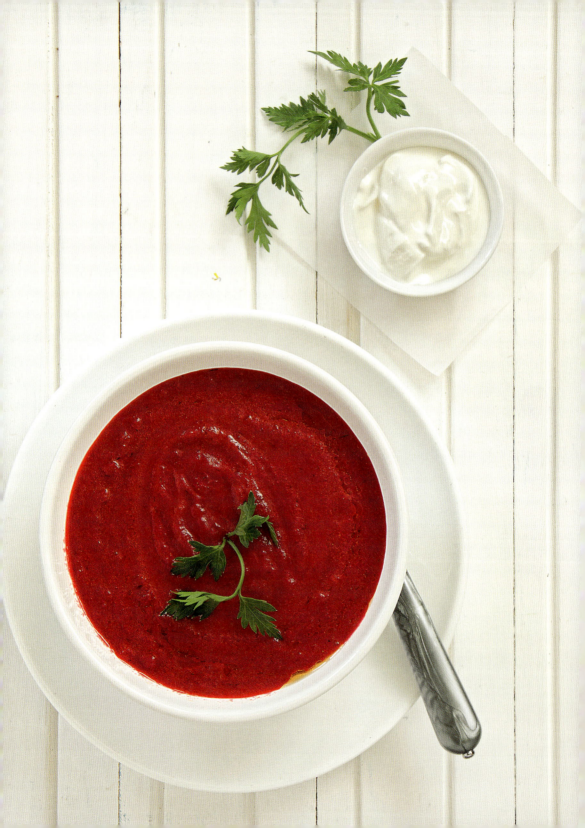

CHRZANIĆ TO!

3 ŚREDNIEJ WIELKOŚCI PIECZONE BURAKI
1 JABŁKO
1 ZĄBEK CZOSNKU
⅓ CEBULI
CHRZAN DO SMAKU
SÓL DO SMAKU
2 SZKLANKI WYWARU

Jeśli podgrzewamy coś w piekarniku, warto wykorzystać kawałek wolnej przestrzeni, zawinąć buraczki w folię aluminiową i upiec je. Trwa to około godziny. Następnie warzywa obieramy i miksujemy z jabłkiem, czosnkiem i cebulą. Dodajemy wywar, dokładnie mieszamy, podgrzewamy całość i doprawiamy do smaku chrzanem oraz solą.

BOBOKREM

200 G BOBU (3 DUŻE GARŚCIE)
1 CEBULA
1 GAŁĄZKA KOPRU
CZOSNEK
1 ŁYŻKA OLEJU RZEPAKOWEGO
SÓL I PIEPRZ DO SMAKU
SZCZYPIOREK DO SMAKU
1 ½ SZKLANKI WYWARU

Bób gotujemy w osolonej wodzie z gałązką kopru. Gdy przestygnie, obieramy go. Na patelni szklimy cebulę i czosnek (warto wrzucić je jednocześnie na zimny olej, dzięki temu czosnek nie nabierze gorzkiego posmaku). Po podsmażeniu mieszamy je z bobem oraz wywarem i miksujemy. Jeżeli zupa jest za gęsta, możemy dolać jeszcze trochę wody. Podgrzewamy, doprawiamy pieprzem i solą do smaku i posypujemy danie szczypiorkiem.

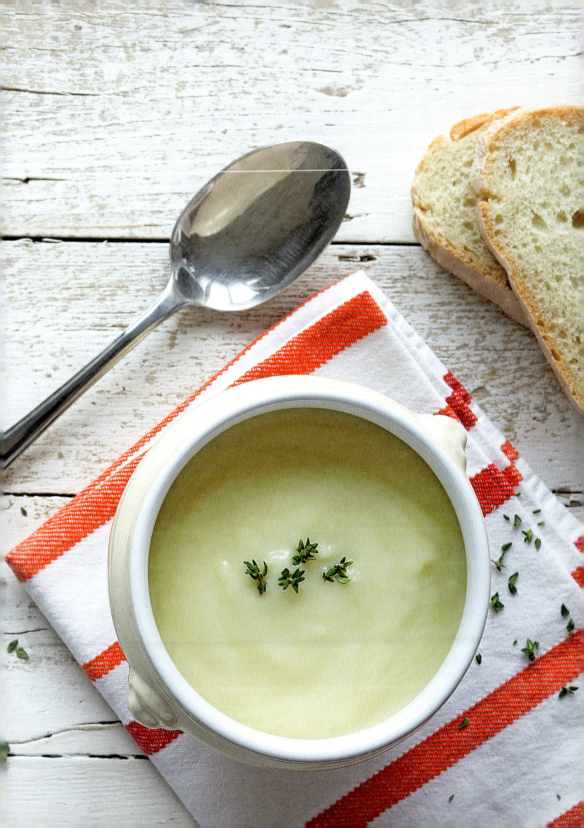

Twoje przepisy

marchewka + pruelka + masło jabłko + sok z
1/2 cytryny + marchewka + trenie + 1 łyżka
tahini + woda. Pycha + analgine

Twoje przepisy

Twoje przepisy

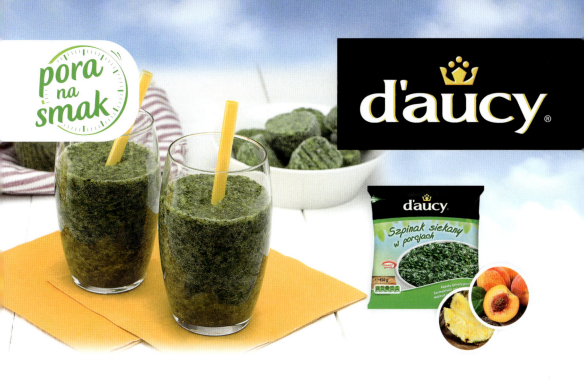

Prosty sposób na zdrowie

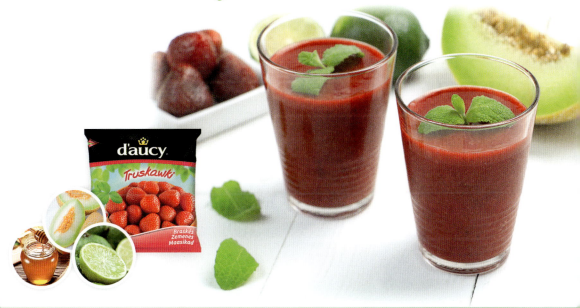

www.daucyinspiruje.pl

Wydawnictwo Zwierciadło Sp. z o.o.
ul. Karowa 31a, 00-324 Warszawa
tel. 22 312 37 12
Dział handlowy:
handlowy@grupazwierciadlo.pl
© Copyright by Wydawnictwo Zwierciadło Sp. z o.o.,
Warszawa 2015
Text © copyright by Katarzyna Błażejewska 2015

Redakcja i korekty: Melanż
Okładka i projekt graficzny: Asia Gwis
Skład: Jarosław Składanek
Redaktor prowadzący: Magdalena Chorębała
Dyrektor produkcji: Robert Jeżewski

Zdjęcia:
I strona okładki – StockFood/Free
IV strona okładki – Agata Królik / Zwierciadło sp. z o.o.
wnętrze – IStock/Getty Images oraz 123RF

ISBN: 978-83-64776-59-5

Druk:
Drukarnia Perfekt S.A., Warszawa

Wszelkie prawa zastrzeżone. Reprodukowanie, kopiowanie
w urządzeniach przetwarzania danych, odtwarzanie w jakiejkolwiek
formie oraz wykorzystywanie w wystąpieniach publicznych tylko
za wyłącznym zezwoleniem właściciela praw autorskich.